求医问诊本本通

中医骨伤科疾病

主 编　阚卫兵　姜玉祥

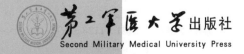

第二军医大学出版社

Second Military Medical University Press

内 容 简 介

本书从骨伤科临床患者和家属最关心的问题出发,用通俗易懂的语言进行解答,把"深奥"的医学问题深入浅出地呈现在患者面前,指导患者抵御疾病,维护健康,切实给患者提供一本真正实用的指导性书籍。

本书适合骨伤科患者和家属阅读,也可供初级和基层医务工作者参考。

图书在版编目(CIP)数据

中医骨伤科疾病/阚卫兵,姜玉祥主编. —上海:第二军医大学出版社,2015.8

(求医问诊本本通/彭文主编)

ISBN 978-7-5481-1128-3

Ⅰ.①中… Ⅱ.①阚… ②姜… Ⅲ.①中医伤科学-问题解答 Ⅳ.①R274-44

中国版本图书馆 CIP 数据核字(2015)第 173710 号

出 版 人　陆小新
责任编辑　许　悦　崔雪娟

国家中医药管理局"十二五"重点学科项目资助
中医骨伤科疾病

主编　阚卫兵　姜玉祥
第二军医大学出版社出版发行
http://www.smmup.cn
上海市翔殷路 800 号　邮政编码:200433
发行科电话/传真:021-65493093
全国各地新华书店经销
上海锦佳印刷有限公司印刷
开本:850×1168　1/32　印张:4　字数:9.2 万字
2015 年 8 月第 1 版　2015 年 8 月第 1 次印刷
ISBN 978-7-5481-1128-3/R·1862
定价:20.00 元

编委人员

主　编　阚卫兵　姜玉祥

副主编　于为国　华福俊

编　委（按姓氏音序排序）

华福俊　姜玉祥　阚卫兵　刘　婉

宋朋飞　汤　豪　王德刚　肖志锋

谢殿洪　姚　丽　于为国　张玉婷

周燕　赵　婧

插　图

范华昌

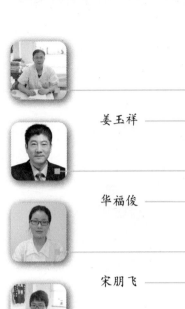

阚卫兵

姜玉祥

于为国

华福俊

刘婉

宋朋飞

王德刚

肖志锋

谢殿洪

姚丽

张玉婷

赵婧

周燕

汤豪

范华昌

QIAN YAN

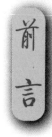

前言

　　中医骨伤科是在祖国医学理论指导下,运用传统方法结合现代技术诊治骨关节及其周围筋肉损伤与疾病的一门临床学科。它坚持动静结合、筋骨并重、内外兼治、医患结合等的治疗原则,在治疗筋伤、脱位、颈肩腰腿痛、退行性骨关节病和骨质疏松症等方面具有一定的特色。正确的预防和治疗手段,既可以避免骨伤科疾病的发生和发展,又可以缓解症状,甚至减少后遗症发生;反过来如果处置措施不当,甚至可以造成残疾。

　　骨伤科所涉及的疾病,大多是临床常见、多发疾病,与人们的生活息息相关。编者在临床工作中常常会碰到因为生活方式、生活习惯不良,而引发疾病或加重病情的,也有因为缺乏基本的医学知识,没能及时采取正确措施,而引发后遗症甚至残疾的。因此,老百姓需要一部通俗易懂的科普书籍,帮助人们提高骨伤科疾病相关的预防和保健知识。

　　随着社会的发展,我国人口老龄化越来越明显,老年退化性疾病越来越受到重视,而人民群众的整体医学知识水平没有跟上时代的发展,为了让广大人民群众迅速掌握中医骨伤科常见病的相关知识,特组织长期从事骨伤科临床工作的相关专家撰写此书。

　　该书从骨伤科临床患者和家属最关心的问题出发,采用问答的方式,用最通俗易懂的话语进行解答,力求把深奥的医学问题深入浅出的呈现在患者面前,指导患者抵御疾病,维护健康,切实给患者提供一本真正实用的指导性书籍。

限于水平,不足之处在所难免,望广大读者批评指正。

编　者

2015 年 2 月

MU LU

外伤篇

颈椎病篇

中医骨伤科疾病

骨质疏松篇

骨关节炎篇

其他常见问题篇

参考文献

外

伤

篇

1. 外伤后如何简单的自我判断是伤筋，还是骨折脱位

首先不论伤筋还是骨折脱位都会存在不同程度的疼痛、肿胀、肢体或关节活动障碍等症状，只是两者的轻重不同。所谓骨折，从字面意思上说就是"骨头断了"，但这里必须指出的是骨折不一定是骨头完全断了，严格说只要是骨的完整性和连续性遭到破坏就是骨折；而脱位简单说就是组成关节的骨头脱离了正常的位置。当然骨折和脱位还有一些特征性的改变，一旦发现自己有其中之一就高度怀疑骨折或脱位的可能性，如果没有这些特征则为单纯性伤筋的可能性大，也有一些轻微、稳定类型的骨折特征不明显，需要进一步加以鉴别。

骨折的特征：①肢体出现异常的形状改变（如缩短、弯曲等）；②用手触摸疼痛剧烈的部位可感觉到骨折断端相互碰触或摩擦的感觉；③本来没有关节的部位出现像关节一样能屈伸、旋转的不正常活动。

脱位的特征：①原本较圆润的关节出现异常突起或与健康的一侧比较出现畸形；②由于关节的一端脱出，造成了本来容纳它的关节腔空虚；③关节脱位后，有一部分维持正常关节位置的肌肉、韧带损伤，造成关节失去平衡、正常活动受限，而关节周围另一部分未损伤的肌肉、韧带则持续地将脱离正常位置的骨端保持在特殊位置上，当做被动运动时出现阻力，去除外力后关节又回到原来位置，书面称为弹性固定。

当然日常生活中不是所有的骨折、脱位都会出现以上的特征，常常需要借助 X 线等影像检查进行系统地诊断。如果排除了骨折或脱位的可能，那么大部分的软组织损伤在中医范畴内均可定义为"伤筋"，需要注意的是并不是所有的伤筋都比骨折、脱位轻，如果发生了

韧带撕裂或断裂的严重筋伤,必须要给予重视,及时就医。

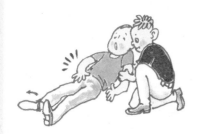
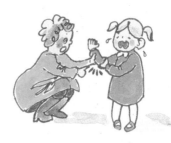

股骨颈骨折时下肢的
疼痛和外旋畸形

肘关节脱位时关节的
畸形和活动障碍

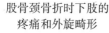

骨折、脱位的"身份证"

2. 外伤后身体不适是看中医伤科,还是看骨科好

　　外伤以后出现身体不适应该根据自身情况选择合适的科室就诊。中医伤科对急慢性软组织伤、颈肩腰腿痛、骨质疏松症、腱鞘炎、单纯骨折和脱位等有着很好的疗效,中医伤科运用手法、中医辨证、针刀等治疗方法可起到行气活血、止痛、接骨顺筋、松解粘连、活络关节、修复损伤等良好的效果。而骨科在处理危及生命的严重外伤、需手术治疗的骨折、重要的血管神经损伤上有较大的优势。因此,患者要结合自身的情况进行选择。

3. 为何中医伤科治疗软组织损伤比西医骨科更有优势

　　软组织损伤主要有扭伤、挫伤、碾压伤等,有的有伤口,有的没伤口,有急性损伤也有慢性劳损。西医对一般软组织损伤治疗缺乏有效的治疗方法,对有伤口的损伤以预防感染为主,没有伤口的以制动休息、预防并发症为主。中医伤科治疗软组织损伤有独特的优势,可采用消肿止痛、舒筋活血、调节脏腑功能等的中药内服外敷,配合理疗(如红外线)、按摩推拿等手段,结合功能锻炼(古称"导引"),促进血肿与渗出物的吸收、组织的修复,以期达到最佳的软组织修复效果。

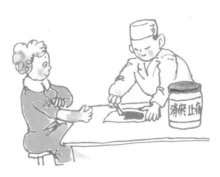

中医的特色

4. 突发骨折的患者应如何减少二次损伤并进行自救

骨骼是人体的支架,就像是大楼的框架,是支撑我们身体的基础。骨折后受伤的骨骼已经不能受力,不适当的活动可以使骨折断端再移位,进一步加重局部骨与软组织损伤或者导致神经血管损伤,因此突发骨折后为了避免二次损伤,患者应当在受伤后避免骨折部位的随意活动,并进行简易、可靠的临时固定,患者可以利用身旁的木棍、木板等进行简单的肢体固定,在原地向旁人呼救或者拨打急救电话。对于有伤口且有较大血管损伤的骨折可自我压迫靠近心脏的大血管止血或者用止血带止血并快速呼救,禁止自行将暴露在外的断骨复位。

上肢骨折可用一手托扶伤肢步行就医;下肢骨折应进行固定后呼救;脊椎骨折更需要注意不能随意搬动,最好在原地呼救等待救援,在搬运时禁止一人托肩一人抬脚或者背送,应该用担架或床板搬运患者。

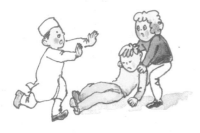 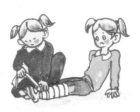

自救的艺术

5. 外伤后伤口流血怎么办

外伤后出现伤口流血,首先要判断伤口出血是属于哪种血管的出血,然后进行相应的处理。①普通的表皮擦伤出血属于毛细血管性出血,其出血量少,数分钟后可以自凝,可用医用酒精对伤口进行简易的消毒,再用消毒纱布包扎或者自然暴露结痂而慢慢愈合;②如果伤口缓慢出血不止,量较大,血液颜色较暗,这时是损及静脉引起的出血,可以用清洁敷料进行伤口局部压迫或加压包扎止血,然后就医;③外伤后伤口较深,出血较大,且出血势头较猛,颜色鲜红,这时很可能是伤及较大的动脉引起的出血,这种出血最危险,需要尽快进行止血,否则容易引起失血性休克甚至死亡。

如果发生了动脉破裂出血,应当立即设法止血,以防止失血过多而发生休克或死亡,可采用指压或止血带压迫出血动脉的近心端进行止血,或者用较宽的布条扎紧受伤部位的近端,也可采用伤口加压包扎处理(头面、胸腹部使用较多),禁止使用麻绳或者电线、铁丝直接勒紧近端肢体。动脉止血时,行动要快,止血要彻底,防止失血过多,简单自我止血后应立即打急救电话求救或者去附近医院做进一步处理。

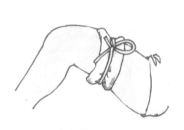
止血带止血法

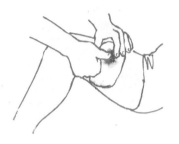
伤口加压止血法

6. 外伤肢体肿胀应冷敷还是热敷

当肢体受到创伤后,可能当时受伤部位不是很肿、很痛,而过了1~2天后却发现局部肿胀很明显,甚至出现大块的瘀青,这是怎么一回事呢?而且受伤后是该冷敷还是热敷呢?

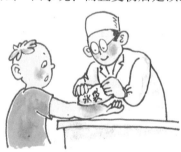
冰敷的好处,止痛又消肿

肢体受伤肿胀是一个渐进的过程。首先组织受损后,受损局部因为组织细胞的挫损、坏死,导致局部组织结构紊乱,血管破裂,组织及组织间隙开始发生充血、出血、水肿,并且机体的防御细胞开始向受伤部位聚集,产生炎症反应,进一步促使局部水肿充血,因此在伤后48小时内受伤部位周围的肌肉、韧带、筋膜、血管等局部软组织会逐渐充血、水肿,慢慢肿胀起来,直至达到最大的程度。这时应该立即禁止肢体活动,并暴露伤处,及早用冰袋或者冰块冰敷以收缩血管,减轻局部充血肿胀,此时如果采用热敷会加重局部肢体的肿胀。如果此时伤处已经十分肿胀那么也不建议冰敷。因为冰敷会将浅表的静脉血"冻住",

使血流更为缓慢,那么已经出现的出血和水肿将无法通过血管重新吸收,就会停留在原地变成淤血,从而阻塞经络,同时寒气又乘虚而入,造成日后"天气预报"样的后遗症。所以,一般而言,伤后48小时或伤处已经十分肿胀、皮肤绷紧发亮时应当进行适当的热敷,促进血液循环以促进淤血和水肿的吸收。

7. 肢体受伤后还能活动就一定不会骨折吗

不一定。虽然发生了骨折,但是有些骨折发生后还可以负担一定重量,肢体也可以有一定活动能力。就像前面提到过的,骨折是骨的连续性或完整性的被破坏,所以只要是骨的连续性或者完整性受到破坏,不论大小轻重都是骨折。老百姓常说的"骨裂"就是骨折的一种常见类型,但下肢一些骨发生轻度的骨裂还是可以正常活动,甚至走路的。

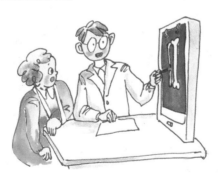

骨头很脆弱,也很坚强

有的骨折只是骨头的一小块掉下来并没有影响骨骼的受力,就像桌椅上掉了一块木头,但并不影响座椅的使用,或者有的骨折只是一部分中断并没有完全折断,或者是骨折的一段牢牢插入骨折另一端中,如发生在股骨颈、肱骨外科颈等处的嵌插骨折。这些骨折后的骨骼仍有一定的受力能力,故伤后能进行一定的活动,常会使患者误以为伤得不是很严重,而后骨折部位因为患者活动致使病情加重,因此但凡只要发生骨折都需要按骨折处理治疗,所以当碰到外伤后应该及时就诊,以免耽误病情。

8. 骨裂和骨折一样吗

在医学上,骨折按程度分为不完全性骨折和完全骨折。通俗点说,其区别就是看骨折断端是否完全分离。骨裂属于骨折中的不完全性骨折,一般是由直接的打击、撞击等造成的,是众多骨折中症状比较轻微的一种。

日常生活中老百姓眼中的"骨折"指的是完全性骨折,顾名思义骨头断了那才能叫作骨折,实则不然,骨裂也是骨折。骨裂也是骨的连续性和完整性被破坏,只是不完全,一般也没有错位,但这不意味骨裂就可以不重视,如果不采取恰当治疗和固定,不予以重视,骨裂也会进一步发展,错位成为骨折。

一般来说,骨裂可使用石膏固定或小夹板固定6~8周,伤处愈合快,愈合后跟受伤前的骨头基本无差别,不会留下后遗症,治疗也比较简单、轻松,但如果不注意可能导致愈合慢或错位性的骨折,治疗较为麻烦,有时甚至需要手术,因此不论是俗称的"骨折"还是骨裂都应接受规范的骨折治疗。

9. 骨折一定要打石膏吗

骨折是骨的连续性和完整性遭到破坏,当发生骨折时骨头已经不能受力,而要让骨折的两端快速的重新接上,首先需要将断端按照原来的位置接上,然后给予坚强的固定,并辅以功能训练,促进骨折愈合。

骨折后打石膏的目的就是固定骨折端,将骨折部位维持在对愈合有利的位置上,使其在良好的位置下牢固愈合。当然也不是所有的骨折都一定要打石膏,所有可以固定骨折端的方法都是骨折的固定方法。骨折断端位置良好且不易移位的骨折可以选择石膏固定,石膏固定方便且廉价可靠,而有的则可以选择特定的小夹板、支架或藤托固定以加强肢体锻炼,促进功能恢复。但也有部分严重的骨折需要进行骨骼牵引或更进一步通过放置钢板螺钉的手术治疗。

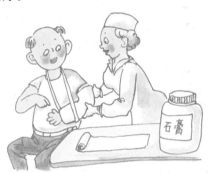

让石膏保护你受伤的骨头

10. 小夹板或石膏固定一般需多少时间

　　骨折愈合的过程是"瘀去、新生、骨合"的过程,整个过程是持续、渐进的,没有明显地界限。骨折使用小夹板或者石膏固定所需要的时间是骨折达到临床愈合所需要的时间,不同部位和类型的骨折固定的时间也会有一定的差别,一般需要固定6～8周,如桡骨远端骨折。

　　在骨折愈合过程中,第一阶段一般需要2～3周让损伤后的血肿慢慢吸收,并且让骨折断端重新"爬上"血管;第二阶段一般需要4～8周,在这一阶段骨折断端间的血肿逐渐被吸收,局部纤维化逐渐形成纤维骨痂,钙磷不断地在这些原始骨痂部位沉积、骨痂强度不断增强,骨折断端在此骨痂的连接下逐步能够抵抗内在肌肉收缩以及正常的外力作用,此时达到临床愈合标准,这时就可以拆除石膏或者小夹板,逐步地进行肢体关节的功能训练;第三阶段,新生的骨骼进一步吸收、钙化、塑形,重新恢复原有骨骼的外形和强度,达到完全愈合。当然拆除固定与否,还需要通过定期的拍片以及结合患者的年龄、骨折部位、骨折类型等多种因素进行调整。

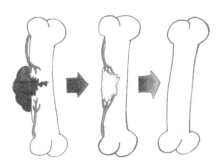

骨折愈合的过程

11. 什么骨折可选择小夹板固定及有何优势

　　小夹板固定适用于四肢长的管状骨且没有伤口的骨折或伤口较小的四肢长骨骨折,以及在复位后能用小夹板固定并且维持良好位置者,如桡骨下端骨折、肱骨干骨折等。对有下列情况的患者禁用小夹板固定:①软组织损伤严重、有较大伤口或者已经感染、肢体肿胀明显伴有血循环障碍的骨折;②骨折断端错位明显、骨折不稳定、外固定后容易移位的骨折;③躯干骨骨折等难以固定的骨折和骨折伴有昏迷或肢体失去感觉功能。

　　小夹板固定具有无创、简便廉价、便于观察肢体血供情况、可调整性好、便于换药、固定效果可靠等优势。

12. "伤筋动骨一百天"有科学道理吗

俗话说"伤筋动骨一百天",其含义是机体受到创伤,导致伤筋骨折,需要经过100天的治疗休养才可痊愈。这是有一定道理的,一般骨折要达到完全愈合需要3个月左右的时间,也就是老百姓说的100天,但这只是给我们一个骨折和筋伤需要长时间静养的警示,而骨折治疗过程还得按阶段进行。

骨折的愈合是一个过程,我们看到拆除石膏或固定物时为骨折的临床愈合,此时是在骨折愈合的原始骨痂形成期,这一时期一般需要 4～8周。这时骨折的部位已经被骨痂连接起来,受伤肢体可以活动并可以承

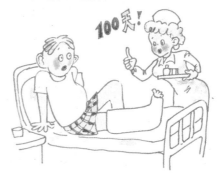

伤筋动骨 100 天的意义

受一定外力,但此阶段骨折部位并没有恢复到受伤以前的状态。原始骨痂形成后,需要接受应力刺激进一步加强和塑形改造,使骨折断端形成骨性连接,恢复到骨折前的状态,这一时期需要6～8周甚至更长的时间,此阶段肢体需要循序渐进地锻炼,以便恢复正常功能并且促进骨折愈合。这样从骨折发生到达到骨性愈合一般需要 12 周左右,也就是 100 天左右的时间。

所以说伤筋动骨 100 天是有一定的道理的,但是骨折愈合也受很多因素的影响,如年龄、机体健康情况、骨折部位及类型、骨折是否合并感染、骨折部位血管神经等软组织的损伤情况及治疗方法等。如小儿青枝骨折 1 个月可基本完全愈合,成年人相同部位的骨折完全愈合往往需要 3 个月,而身体条件差且伴有多种基

础疾病的老年人骨折愈合很慢甚至可能不愈合。因此要根据自身情况正确认识"伤筋动骨一百天"这句话，遵照医生的指导，进行合理的治疗和功能练习，才能达到良好的康复效果。

13. 什么骨折需做计算机断层扫描或磁共振成像

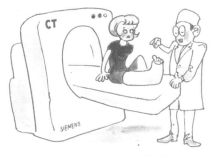

"相信医生，更相信科学"

一般较为明显的骨折 X 线就可以确定骨折及骨折的类型，但是因为 X 线是单一平面的影像，常常受气体、投射角度、影像重叠等因素的影响，有时对不明显的骨折会出现漏诊，因此有些类型的骨折需要进一步行计算机断层扫描（CT）或者磁共振成像（MRI）检查。首先，对于 X 线上发现的可疑骨折，必须要明确是否存在骨折的，需要进一步行 CT 或 MRI 检查，以免骨折漏诊造成不良后果，如肋骨可疑骨折、可疑骨挫伤。其次，在 X 线上发现有明确的骨折，但是需要进一步确定骨折类型以便确定治疗方案的，需要进一步做 CT 或者 MRI 检查，如骨盆骨折。再次，需要明确有无神经、血管、韧带损伤的骨折需要进一步做 MRI 检查，如椎体骨折可能存在的脊髓损伤。

14. 在骨折或骨质疏松时喝骨头汤能起到补钙作用吗

猪骨内含有丰富的钙、磷、胶原蛋白及脂肪等营养物质，但骨头汤的补钙作用到目前为止并没有明确的科学依据,通过喝骨头汤补钙对骨折和骨质疏松治疗的益处也不是很明确,因此,一般认为单纯依靠喝骨头汤起不到明显的补钙作用。

骨头里面虽然含有丰富的钙质,但都是以无机钙的方式存在,一般只是通过普通煎汤熬制,骨头里的钙质很难溶解到水中,可能与普通食品的含钙量没有明显差别,而骨髓腔中存储的大量脂肪反而使汤里面脂肪含

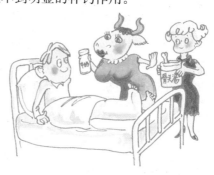

不是吃啥就补啥

量过高,使汤汁较为油腻。有研究者检测证明骨头汤里的钙含量微乎其微,促进钙质吸收的维生素 D 含量也不足。因此单纯通过喝骨头汤进行补钙效果不确切,骨头汤一般可作为普通饮食,但不能依靠它达到补钙的目的,通过饮食补钙时建议适量多食用牛奶、海产品、豆制品、动物内脏等含钙和维生素 D 较为丰富的食物,钙质缺乏严重或骨质疏松时应当就医进行正规的药物治疗。

15. 中医伤科治疗骨折有哪些方法

中医伤科治疗骨折讲究动静结合(固定与活动统一)、筋骨并重(骨与软组织并重)、内外兼治(局部与整体兼顾)、医患合作(医疗措施与患者主观能动性配合)的原则。

具体方法主要有:①复位:骨折手法复位和捋筋,对于较为单纯的骨折中医伤科可以采用精细手法整复骨折,使骨折部位重新对接好,捋顺骨折部位损伤移位的韧带筋膜;②固定:小夹板

固定、石膏固定,对骨折部位进行固定,廉价方便,还可以在固定的同时利用压垫进一步矫正轻微畸形,稳定骨折;③练功:中医伤科练功是骨折治疗的重要部分,古代称为导引术,练功可以促使瘀祛新生,缩短骨折愈合时间,尽快恢复骨折部位的肢体功能,减少并发症的发生;④使用内服外用的伤药:初期以活血化瘀、理气止痛为主,中期以接骨续筋、和营生新为主,后期以补气养血、益肝补肾、强筋壮骨为主。

16. 骨折或脱位复位时一定要打麻药吗

麻药可以使患者的神经在一段时间内阻滞,从而减轻患者痛苦,使因受伤疼痛而紧张痉挛的肌肉放松,方便术者复位成功。但骨折或脱位复位时是否一定要打麻药,这需视情况而定。

一般来说,对于身体没有内科严重疾病的新鲜骨折和脱位患者,不用麻醉即可复位,或者仅使用一些止痛剂或镇痛剂。而对于年龄较大、身体条件较差的患者,麻醉后复位是较好的选择,此类患者身体基础情况较差,可能不能耐受复位带来的剧烈疼痛,而出现晕厥、血压突然升高、心脏病发作等危险情况。此外,对于身体强壮、肌肉发达、复位困难的患者,需麻醉后方可顺利复位。

17. 关节脱位复位成功后多久可以活动

关节脱位复位成功后,一般需要进行固定,固定是为了使脱出的骨端维持在正常位置的重要措施之一。用牵引带、胶布、绷带、托板或石膏等将肢体固定在关节稳定的位置上,这样可以促进损伤组织迅速修复,而且也可以预防脱位复发和骨化性肌炎的发生。

一般固定需要 2～4 周左右的时间,不宜过长,否则易发生组织粘连、关节僵硬。在此期间,可以配用中药调理,如早期 1～2 周内以活血化瘀、行气止痛为主,内服三七片或云南白药等,外用活血行气中药煎水熏洗等;后期 3～4 周内以补气养血、益肝补肾、强筋壮骨为主,内服补肾壮筋汤等,外用舒筋活络膏等,同时加上练功活动,能促进血液循环,加快组织修复,但应注意循序渐进,不可活动过猛。

18. 小孩穿衣或摔倒时被大人突然用力牵拉手臂后发生哭闹是怎么回事

5 岁以下小孩肘关节发育尚未完全,关节由关节囊包绕着桡骨小头、尺骨和肱骨构成。共同维持肘关节的屈伸及前臂的旋转功能的关节有肱桡关节、肱尺关节和桡尺近侧关节,其中桡尺近侧关节可支持手臂的旋转活动,此关节通过环状韧带环绕将桡骨小头和尺骨上部连接固定。

幼龄儿童桡骨小头发育中,其直径和桡骨颈几乎相等,而固定桡骨小头的环状韧带及关节囊较为松弛,受到轴向的外力时桡骨小头很容易从环状韧带中滑出,因此当小孩在穿衣或跌倒时被成人突然用力牵拉手臂

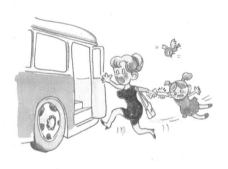

大手拉小手有时也可拉脱位

后会造成肘关节桡骨小头从环状韧带中向下滑脱出来从而导致桡骨小头半脱位,而肘前关节囊和环状韧带也可能因突然牵拉导致的肘关节内负压增大而被吸入关节内而发生滑膜嵌顿,从而导

致小儿肘关节疼痛活动受限而哭闹,俗称"牵拉肘"。因此大人在给小孩穿衣或带着小孩逛街时不可太过用力牵拉小孩的手,如因用力拉手后发生小孩哭闹不止的情况应警惕小孩是否发生了桡骨小头半脱位,及时就医。

19. 为什么骨折小夹板固定后要定期复查

一般来说,骨折整复固定后需要立即复查 X 线以观察骨折的复位情况,此后 2～3 周内应每周来医院复查一次,较严重者第一周内需 3 天复查一次,以便观察骨折对位对线情况、夹板固定的效果,以及骨折部位的肿胀及肢体血液循环活动情况,后需按医嘱定期复查。发生骨折后,骨折部位因组织损伤较重、血管破裂,2～3 天内肢体会逐渐出现肿胀、淤血导致疼痛、肿胀加剧症状,一般在伤后 3 天达到峰值,这是损伤后的正常现象,可以不必忧虑,此后水肿、淤血便会逐渐被吸收消退,伤肢活动疼痛也会慢慢好转。伤后 2～3 周内骨折部位情况尚不稳定,因此需要定期积极的复查。

定期复查的目的:

1) 对受损伤肢体的血液循环、神经感觉功能及活动情况(尤其是损伤后 1～3 天内的情况,因为在此阶段肢体肿胀、瘀青变化最为明显)进行密切的观察。医生可及时了解患者伤肢的末端动脉搏动、肿胀程度、温度、颜色感觉、夹板松紧及主动活动等情况,以便及时采取措施。如若自觉发现肢端肿胀明显、夹板过紧、肢端麻木,以及皮肤发凉、发绀或苍白,应及时去医院就诊,以防发生肢体局部坏死或缺血性挛缩等并发症。

2) 及时调整小夹板外固定。可及时发现压垫或小夹板两端出现的压迫疼痛,可拆开夹板进行检查,以免发生压迫性溃疡或神经、血管损伤。可根据肢体肿胀情况及时调整小夹板松紧度,既可确保骨折部位良好的固定,又可避免夹板固定过紧引起并发症,有利于骨折的愈合。

20. 为什么外伤后会在阴雨天产生疼痛不适感

　　肢体外伤时皮肉筋骨受到损伤可引起局部乃至全身气血运行紊乱、淤滞,经络阻塞,津液亏损,脏腑不和。明代医家薛已就指出:"肢体损于外,则气血伤于内,营卫有所不贯,脏腑由之不和。"说明人体的皮肉筋骨在受创时,可影响到体内脏腑,局部创伤也可影响到全身,气血、营卫、脏腑等一系列的功能紊乱,内外皆可受损,因此外伤后需要一定的时间静养,以恢复脏腑、血脉,如不注意,过早的劳损会导致损伤缠绵难愈。

　　创伤局部是气血瘀滞、经脉闭塞、气血损伤最严重的地方。创伤较为严重时愈合时可产生瘢痕组织,因而创伤部位气血薄弱、经脉不畅。古云"邪之所凑,其气必虚"说明外伤使人体正气受损后,又易招致外邪侵袭,且阴雨天风寒湿邪较重,易侵袭人体受损的经脉筋骨,阻遏气血,气血停滞,不通则痛。

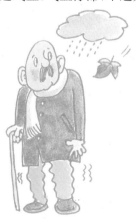

中医的"风湿痛"

21. 石膏或夹板固定骨折后肢体是完全不能动吗

答案是否定的。很多人认为骨折后肢体是完全不能动,原因在于:①认为活动可能会导致骨折引起的疼痛加重;②担心肢体活动可能导致骨折断端的错位。但若"完全不动",最后常发生很多骨折患者拆除固定后出现肌肉萎缩和关节活动僵硬、疼痛等后遗症。

当然,强调骨折部位固定后须制动休息对骨折患者很重要,但未固定的部位应经常活动,如腕部的桡骨远端骨折固定后,肘关节、手指需要经常活动,这既有利于促进血液循环,使肿胀消退,促进骨折愈合,又有利于肢体、关节功能的早期恢复。从中医角度来说,完全不动不利于人体气血津液的流通以温煦营养皮肉筋骨,及脏腑生理功能的恢复。故医生提倡骨折早期应经常活动骨折部位较近的关节,解除外固定后加强患肢活动锻炼,但不宜过早负重。

22. 骨折后多久开始长骨头

骨折愈合的过程是"瘀去、新生、骨合"的过程,是持续的和渐进的过程,一般人分为 3 个时期,每个时期大约持续 4 周,三期间并没有明显界限。人们所说的长骨头主要是从原始骨痂生长开始,基本是在骨折 3～4 周后,骨组织细胞增生活跃、逐渐骨化,形成新骨,即"骨痂",X 线片可见骨折线模糊。随着新生的骨组织的增生和完善,骨折部位逐渐愈合,恢复了骨的连续性,最终骨折的痕迹消失。这个过程需要经历 4～12 周。

23. 晒太阳真的能促进钙的吸收吗

人类正常的生命活动需要阳光,植物的光合作用为我们带来了食物,温和的阳光在亲昵肌肤和温暖你的同时可以促进你拥有一个健康的体魄。科学家们发现,太阳光照射在皮肤上可促使体内的类固醇物质转化制造出能促进钙质吸收的维生素 D。这类维生素 D 进一步经过转运到达肝脏肾脏加工合成具有生物效应的活性维生素 D,并在肠道促进中小肠绒毛对钙、磷吸收,促进肾脏对钙、磷的重吸收,升高血钙、血磷,促进骨骼中钙、磷的沉积,促进骨骼生长,使骨骼强韧,有防治骨质疏松的作用,故维生素 D俗称"阳光维生素"。因此不论小孩、成人都需要积极适当的进行户外活动以摄取属于你的"阳光营养"。

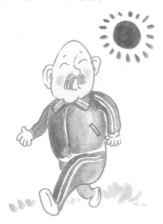

有阳光的生活才健康

对于大多数人而言,补钙的同时要充分的摄取阳光以促进钙质吸收,强健骨骼。小孩骨骼生长旺盛,钙质需要量大,应经常户外活动晒晒太阳,老年人骨质疏松较为常见更应如此。夏季早晚太阳光较弱时进行户外活动即可,秋冬季要适当延长时间。晒太阳时应注意最好直接与阳光接触,不宜隔着玻璃等物体,时间不应过久,半小时为宜,不可暴晒,注意晒后保养,患系统性红斑狼疮等对紫外线过敏的人群应少晒太阳。

24. 骨折引起的肌肉萎缩能治好吗

骨折后进行固定后出现肌肉萎缩属于正常现象,常表现为骨折处肌肉瘦消、萎缩(与健侧对比不难发现),肌肉收缩无力而活动受限,最常见于骨折发生在四肢的患者。

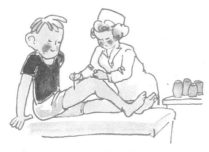
中医疗法来帮忙

首先,需要明确骨折后引起肌肉萎缩的原因。①大部分患者属于废用性肌肉萎缩,即骨折后因伤肢长时间用力较少,肌肉萎废不用。中医认为:多是气血不通,肌肉筋脉失于濡养,一般多可以恢复。②另一部分患者属于神经性肌肉萎缩,除了神经支配的肌肉发生萎缩外,皮肤的感觉也会出现问题,如麻木,摸上去不敏感。

其次,从治疗来讲:①因大部分患者属于废用性肌肉萎缩,一般来说,时间较短,只要积极加强肢体的功能锻炼练习,补充充足的维生素和蛋白质,配合中药、针灸、按摩等,起到补肝肾、续筋骨、通气血的作用,使肌肉得以濡养,功能便得以恢复;②神经性肌肉萎缩不易恢复,需要恢复神经功能,预后较差,应该及时就医治疗。

25. 骨折后的骨骼强度和原来一样吗

一般来说,骨折后选择恰当的治疗方法、加强营养的补充,以及配合有效的功能锻炼后，可以说能恢复得和原来一样。骨折的愈合属于完全愈合类型的，就是说骨折完全有可能慢慢修复到以前的状态，骨骼不同于结缔组织，在骨折断端对接良好的情况下，经过骨痂形成、骨化，以及应力的塑形基本可恢复到伤前状态，差别不大。但骨折部位的软组织伤愈合可能会留有瘢痕而会造成局部的不适，而老年人因为骨质疏松等疾病愈合修复能力较差，很难在骨折后愈合恢复到以前状态。

骨折后积极采取有效的治疗措施及康复手段均是旨在恢复骨折部位的功能，使其尽量恢复到和以前一样。所以在骨折康复后的短期内，要积极进行骨折肢体的功能锻炼及肢体的应力活动，促使骨折部位新生的骨头重新塑造至完全恢复，尽量避免高强度的运动，减轻骨折部位的负重，防止再次骨折的发生。

26. 哪些骨折不易愈合

人体骨组织被损伤破坏后其自我修复的能力很强，只要给予恰当、准确的治疗，保证骨折部位的对位和血液供应良好，大多数骨折经过数周的自我生长修复都会很好的愈合。然而，一些部位或类型的骨折因为其骨折断端的一端或两端血液供应不好，骨组织修复的营养供应不足，容易发生延迟愈合或不愈合。

当骨折愈合情况比正常缓慢时，称为延迟愈合；当骨折端封闭，不能再次愈合连接，则称为骨折不愈合或骨不连，这样就使骨折部位形成了类似关节活动的"假关节"。容易发生骨折延迟愈合或不愈合的骨折常见于股骨颈骨折（特别是头下型骨折）、胫骨中下段双骨折、胫骨中下 1/3 段骨折、距骨骨折、腕舟骨骨折、尺骨下 1/3 骨折、腰椎峡部骨折、骨折手术时骨膜剥离损伤严重等。

其主要是因为这些骨骼的特殊解剖位置关系,发生这类骨折时,容易造成供应营养的血管损伤,导致骨折愈合缓慢、不愈合,甚或缺血性坏死。

治疗这类骨折,应适当延长固定时间,定期复诊,加强骨折周边未固定关节及全身的活动,促进血液循环,同时加强营养,适当用一些活血化瘀、补气养血、接骨续筋的中药内服外敷,可刺激促进骨痂的形成。

27. 为什么股骨颈骨折易发股骨头坏死

股骨颈骨折在患有骨质疏松的老年人群中发生率很高,青壮年较少发生。随着老龄化社会的到来,老年人股骨颈骨折的发生率日渐增高。一方面,股骨颈位于股骨头下,处于松质骨和密质骨的交界处,比较细小,完全支撑人体上半身,负重较大,容易发生骨折;另一方面,因老年人肝肾不足,气血亏虚,一般都会有不同程度的骨质疏松,而股骨颈部位松质骨更为脆弱,当老年人不慎跌倒后局部轻微外力即可发生骨折,因此老年人摔倒后发生髋部剧烈疼痛应该高度警惕股骨颈骨折。

老年人若发生了股骨颈骨折时情况一般比较严重,因为股骨颈骨折后骨折血供较差,很容易发生延迟愈合或者不愈合,甚至骨坏死。股骨颈位于股骨头与股骨粗隆部之间,股骨头和股骨颈的血液供应主要来自三处细小的血管,当发生股骨颈骨折时本来血液供应就不丰富的股骨颈会因供血的主要血管损伤而导致缺血,加上老年人基本情况欠佳,气血不足、骨质疏松,骨折愈合就更加缓慢,容易发生骨折不愈合或坏死,后期还可造成股骨头慢性缺血坏死。一般来说股骨颈骨折的部位越靠近股骨头,股骨颈的血液供应破坏越严重,发生骨折不愈合和股骨头坏死的概率就越高。

28. 有伤口就一定要打破伤风吗

答案是否定的。破伤风是在人的皮肤破损后自然界或者利器上的破伤风梭菌侵入人体，并在缺氧的伤口内生长繁殖，繁殖的细菌产生破伤风毒素侵犯和损害机体神经系统，从而引起以全身肌肉强直性痉挛为特点的急性传染病。重型患者可因喉痉挛或继发呼吸衰竭而死亡。

破伤风梭菌广泛存在于自然界中，正常情况下因为皮肤和黏膜的保护作用，破伤风梭菌不能侵入机体，而当受到利器砍刺伤、发生开放性骨折或较严重的烧伤，才有可能发生破伤风。浅表、较

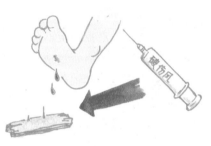

早期预防破伤风

小的伤口一般不会发病，因为破伤风在缺氧的环境下才会生长繁殖良好，浅表的伤口与空气中的氧气接触充足抑制了细菌的生长；当有较深的伤口或局部缺血、缺氧、坏死多时（特别是又小又深的伤口，如有泥土的锈钉或利器的深刺伤）时要警惕破伤风的发生，对于这类的伤口一般需要打破伤风针，而一般的浅表的、较大的开放性伤口在清创、双氧水冲洗后可不需打破伤风针。

现在人们的经济条件较以前而言相对宽裕，如发生较大的浅表伤口可能被污染者，也应当打针预防，以防万一。当然破伤风是否发病与细菌毒力的强弱和数量多少，以及机体免疫力是否正常等情况有关，对于发生破伤风概率很小的创伤，患者可选择性打针预防。

29. 石膏或夹板固定骨折后肢体进一步肿胀正常吗

外伤导致骨折通常伴随着较为严重的周围软组织损伤,骨折断端出现的血肿可随出血的增多慢慢增大,同时周围软组织水肿在初期也会越来越严重,因此骨折就诊时患处可能肿胀不明显,而打上石膏或者夹板固定回家后2~3天肿胀越来越严重,这属于正常现象,是骨折后局部充血、水肿的一个过程,而随后肿胀会慢慢消退。

一般石膏或者夹板固定不会导致肢体肿胀,但也有因石膏或者夹板固定过紧压迫血管造成肢体血运障碍出现肿胀的。所以如果出现骨折部位外其他部位的麻木、疼痛、苍白、青紫,应及时就医,如果只有骨折部位的疼痛、肿胀,应该尽量抬高患肢,并多做静力训练以促进血肿或水肿消退。

30. 肋骨骨折要注意哪些

当胸廓受到较重的碰撞、击打时易发生肋骨骨折,第4~10肋因为没有肩胛、手臂的保护,所以发生骨折最为常见,第1~3肋有锁骨和肩的保护因而较少有骨折,第11、12肋前端游离不固定且活动度较大,属于浮肋,且位置较深,即使腰部受到撞击,也较少发生骨折。发生肋骨骨折时,除了骨折本身还需要当心内部脏器是否受损。

一般的肋骨骨折很少引起内脏损伤,当暴力较大引起骨折明显错位时上胸部骨折可损伤肺脏,下胸部骨折可损及肝、脾,特别是多肋骨骨折引起"连枷胸"出现反常呼吸,容易导致肺脏、胸腔血管损伤,需要注意。肋骨骨折局部一般会出现随呼吸咳嗽出现的疼痛感,因为肋骨构成胸廓的框架随呼吸上下移动,因此肋骨骨折未移位的患者需要尽量使用腹式呼吸,避免感冒咳嗽,以及少讲话以减少胸廓震动,保证骨折正常愈合,也可用床单或者浴巾缠绕胸廓以减少胸部运动,平时避免骨折部位的压迫及撞击,定期复诊。

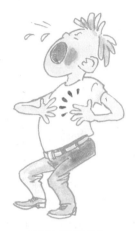

喷嚏不能随意打

31. 股骨干骨折为什么容易导致死亡

股骨是全身最强大的长骨,其外面包绕附着着股四头肌、半腱肌、半膜肌等许多块壮实有力的肌群。它们共同构成粗壮有力的大腿。因此其发生骨折时一般是机体遭受强大暴力侵害,很可能导致机体全身伴有多处损伤,或有伴发重要脏器的损伤,危及生命。

而就股骨干骨折本身而言,由于下肢重要的大血管和神经成束状被筋膜包裹循行在股骨干的内侧缘,骨折后断端发生移位或者伤后不恰当的搬运造成尖锐的骨折断端刺破股动静脉可造成动脉大出血,成人骨折部位的出血量可达到500~1 500毫升,因短时间内大量失血,造成血容量不足,严重时可出现失血性休克,如抢救不及时可造成死亡。

此外,成人股骨干骨髓腔中骨髓含有大量的脂肪,骨折后骨髓中的脂肪、脂滴游出,因局部闭合出血量大、压力高,脂肪可进入血管随血液循环到达全身,在较细小的血管出引起栓塞,从而导致脂肪栓塞,造成脏器功能衰竭的严重后果,从而危及生命。股骨干骨折常见导致死亡的脂肪栓塞有肺栓塞。

32. 为什么骨折处理后要定期复查

骨折的愈合时间较长,因此骨折愈合期间需要定期就诊复查以便了解骨折愈合情况。

在骨折的最初 1～2 周内骨折部位的肿胀、瘀青会有一个逐渐消退的过程,且骨折早期血肿没有机化,石膏、夹板等固定几天后,肢体肿胀慢慢消退,石膏、夹板固定对骨折部位的固定相对来说变得松弛不牢靠,骨折部位可能会重新发生错位,造成治疗上的麻烦,而及时的就医复诊就能尽早发现问题,对骨折部位及外固定进行相应的处理。各种部位或各种类型的骨折情况不同且各种治疗方法都有其固有的优缺点,治疗也可能在骨折愈合过程中造成并发症,如外固定物过紧压迫血管导致肢体血运障碍造成缺血性肌挛缩,而用于支撑的压垫长时间压迫局部也可能导致骨化性肌炎,此外,不同部位类型的骨折差别较大也需要定期复查以了解骨折愈合的情况。总之,骨折复查能够早期发现骨折患者不遵医嘱导致的对位良好的骨折再移位并采取及时的补救措施,否则错过了时机再也无法手法复位,只好接受手术治疗,甚至导致骨折不愈合。

对于常见的老年人好发的桡骨下端骨折(如科雷氏骨折),往往第一次手法复位能达到较好的效果,应该在 1 周或者 10 天左右复查以检查石膏有无松动和拍片复查骨折复位位置如何,其后如无明显不适和碰撞可延至 2～3 周复查一次。

33. 骨骺损伤会影响小孩的身高吗

骨的生长依靠骨骺不断产生新的骨质,因此发生骨骺损伤势必会一定程度的影响骨骼的正常生长,某些类型的骨骺损伤会明显影响小孩的身高,甚至导致骨的畸形。

青少年、儿童骨骺一般分为生发层、成熟层、转化层三层。生发层主要为未分化的原始软骨细胞,细胞很小,血液供应丰富,不断生长增殖,可分静止区和柱状区,柱状细胞区几乎占据整个骨骺骺板厚度的一半。从静止区到柱状区,细胞的生长分裂越来越活跃,细胞也逐渐增大,原始细胞不断的增殖分化成熟,纵向逐渐过渡成为成熟层,软骨细胞逐渐成熟,细胞的纵向和横向均变大,这时软骨细胞失去增殖能力,但细胞代谢旺盛可分泌一些胶原基质,软骨基质慢慢钙化,越到远端钙化越完全,因此成熟层分为肥大区和钙化区。成熟层进一步钙化,纵向移行为转化层,转化层已接近正常骨质部分,细胞进一步骨化形成正常骨质。

青少年、儿童骨骺损伤可分多种情况,一般骨骼损伤发生在成熟层或者转化层而造成内层损伤较小时,不会影响孩子的身高,而生发层是骨骼生长的源头,就像井的泉眼,如果生发层损伤较重,今后的骨发育会受到很大的影响。因此凡是青少年、儿童在外伤后骨的一端出现肿胀、疼痛时,都需要警惕骨骺损伤的可能,及时就医,以免造成严重后果。

34. 骨折做手术时间越早越好吗

许多人都觉得骨折越早做手术越好,其实除有伤口的骨折伴随着的严重伤口污染或者无伤口的骨折伴随重要血管损伤发生大出血及软组织损伤较轻、出血肿胀不严重的骨折需尽早手术外,其他的骨折都不宜尽早行骨折内固定手术。

开放性的骨折,骨折部位的皮肤或黏膜破损,肌肉、筋膜等软组织挫伤严重,骨折处与外界相通,伤口易被污染,不易愈合,而早期手术会进一步加重损伤且体内需要植入外来的骨折内固定物,致使局部抵抗力降低,进一步增加了感染的概率,这样往往导致骨折不能愈合,加重软组织的损伤,使病情加重,甚至可导致内固定手术失败,需再次手术取出内固定的钢板。合理的处理方法是先简单固定骨折部位,防止移位,并预防骨折部位感染,待局部软组织肿胀、淤血基本消退,组织损伤基本修复后再处理骨折。

严重的闭合性骨折局部软组织常常损伤严重,水肿、淤血明显,肢体肿胀明显,内部压力高,严重时可发生骨筋膜室综合征致使肢体缺血坏死(前臂和小腿多发),此时或需进行手术切开减压,但不宜进行骨折的内固定术,进一步的手术会加重组织损伤,增加感染风险,可加剧血液循环的障碍,致使组织缺血、缺氧、坏死。因此较严重的闭合骨折应当抬高患肢,待血肿基本消退后再行骨折内固定术。

35. 发生断肢(指)时怎样急救及如何保存断肢(指)

断肢(指)急救包括伤肢(指)的包扎止血、保存断肢(指)、快速运送三方面。一般不慎断肢(指)会有较多的出血,因此我们需要立即对正在大出血的肢(指)进行止血,断肢可用止血带止血,再用洁净的敷料加压包扎,可参考第 5 条伤口止血。断指的出血一般不是特别猛烈,可用伤口加压包扎法进行止血。止血后应尽快寻回离体的断肢(指)并处理保存。

　　断肢(指)保存的目的是防止离体的断肢因缺血、缺氧快速坏死,以尽可能的保存断肢的活力,增加断肢(指)再植的成功率。常用干燥冷藏法。寻回断肢后先用无菌或者清洁敷料包好放入防水的塑料袋中,然后放入加盖的容器中,再将该容器放入另一个较大的加盖容器中,在两个容器间的空隙中填充大量冰块,使断肢处于低温干燥的环境中,注意不能直接用冰块包裹断肢,以防冻伤,也不能用任何液体浸泡断肢(指),断肢低温处理后,不能放置时间太长,应尽早送往医院进行再植手术。

36. 骨折后不能锻炼吗

　　当发生骨折后,患者常常因为骨折部位剧烈的疼痛而不敢活动,认为发生骨折后直到骨折愈合必须保持绝对的静止,其实这种观念是错误的。

　　骨折时一般伴随着局部的软组织损伤,骨折部位也会有不同程度的瘀青和血肿,骨折初期局部的肿胀程度也会因为骨折局部慢慢充血、水肿而加重,而肿胀引起局部筋膜间隙压力增高,进一步阻碍血液循环并导致更加剧烈的疼痛,这不但给患者造成痛苦,也不利于骨折愈合和关节功能的恢复,长期的固定会导致关节功能的丧失和肌肉废用性萎缩,因此在保证骨折部位牢固固定的前提下,患者应当进行早期的锻炼,可积极活动骨折未固定的关节。如桡骨远端骨折的患者,在石膏固定后应当早期进行握拳等静力性肌肉收缩锻炼,同时肘关节也可以进行适当的屈伸活动,这不仅有利于减轻局部疼痛和肿胀,加快骨折愈合,也有利于骨折后腕关节功能完全恢复。需要注意的是锻炼是在骨折断端牢固固定的情况下才可进行,锻炼时也需要循序渐进,不可粗蛮或太过用力,以免造成骨折断端的再移位或更重的损伤。

颈椎病篇

37. 如何判断自己是否患了颈椎病

颈椎病的症状错综复杂,首要的表现是脖子酸痛不适,颈项部僵硬,头颈部活动受限,转头时会有"咔嚓"的响声,有时甚至不能活动,感觉颈部被一根筋牵拉着。

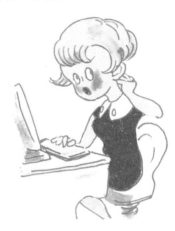

要善于早期发现颈椎病

除了脖子本身的不适外,颈椎病还可引起许多其他部位的不适症状。当颈椎病因骨质增生或者椎间盘突出压迫颈部分的神经时会引起肩背部肌肉酸胀、僵硬,也可出现上肢无力、皮肤感觉减退、手指麻木不仁、手指握力减弱等,典型的神经受压可感觉从脖子沿着手臂到手指有放射性的麻木疼痛。当颈椎间盘突出向后压迫脊髓较严重时,患者可走路不稳或有踩棉花的感觉,甚至有的患者大小便会有一定程度的失控;而突出刺激到交感神经时,患者可以出现耳鸣、恶心、心慌、胸闷等异常感觉;当通过颈椎横突孔的椎动脉扭曲受压可造成脑部相对供血不足,出现头晕、眼花等不适。如果反复出现上述症状,应当及早就医,并改变不良的生活习惯。

38. 如何初步判定颈椎病的头晕

头晕是人体的一种主观感受,严重时可引起神经反射发生胃肠痉挛导致呕吐,头晕发生的原因有很多,颅脑内肿瘤、内耳前庭、迷路病变(梅尼尔病)、卒中后遗症、脑部供血不足、颈部血管神经扭曲压迫等都可以引起头晕,此外还有自主神经功能紊乱引起的头晕,因此治疗头晕必须先分清楚自己属于哪种头晕。

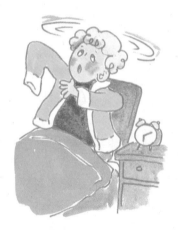

颈椎病也可导致头晕

一般由颈椎病引起的头晕情况较为少见,颈椎病引起的头晕多以造成大脑椎基底动脉供血不足的椎动脉型颈椎病为主,中医一般认为此类头晕系痰浊内阻或者气血亏虚导致清阳不升不能濡养脑髓所致。椎动脉是大脑基底部主要的供血动脉,它通过颈椎横突孔在椎体旁走行后进入颅腔,当颈椎发生退变、钩椎关节增生或椎体关系紊乱时可对椎动脉造成挤压和刺激,同时转头引起椎动脉迂曲压迫加重,椎动脉供血不足,引起头晕、头痛、耳鸣、视力减弱的症状。椎动脉型颈椎病的头晕特点是颈部转动时发生头晕或头部转动处于某一位置时可诱发或加重头晕,头颈旋转时引起头晕发作是本病最典型的表现。因此头颈部向一侧转动时引起的头晕需要考虑为颈椎病引起的头晕。

39. 经常转动脖子会预防颈椎病吗

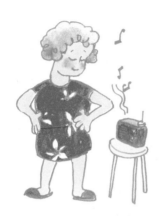

经常运动有助于预防颈椎病

颈椎病的发生与许多因素有关,经常转动脖子对预防颈椎病有一定的效果,从事长期低头伏案工作的会计、缝纫工、电脑文员因为颈部一直处于紧张固定的姿势,久而久之颈部肌肉筋膜等容易发生痉挛,造成慢性劳损,进而颈椎的生理曲度慢慢变直、消失,造成颈部受力的失衡,如不注意,颈椎可继续进展发生骨质增生、椎间盘突出等。经常转动脖子可以及时的放松颈项部肌肉,改善血液循环,消除肌肉痉挛,修复损伤,保持颈椎正常受力曲线,因此对颈椎病有预防效果。此外经常活动颈部可以加强颈部的肌力量,颈部变得更加稳定,能够经受住更大的外力,但是颈部的活动应当循序渐进,不可太过粗暴,最好每天定时进行颈部保健操。除了需要经常活动脖子外,还要注意颈部的防寒保暖。

40. 颈椎曲度变直怎么办

颈椎曲度变直是颈椎病的临床表现,伴有头晕、手麻等症状时,可以采用中药内服、外敷配合针灸推拿及康复理疗等治疗方法,平时注意不要在颈部疲劳状态下工作,不可长时间低头玩手机、打电脑,应多活动颈部,多参加游泳、放风筝等需要仰头的运动,脖子劳累时可自我捏拿颈部放松肌肉,保证充足的睡眠。此外颈椎病患者应当选择高低合适的枕头,最好选用颈部保健枕,把颈部托起,恢复颈椎的正常生理曲度。

41. 中医伤科治疗颈椎病有何特色

中医药治疗颈椎病具有有效性、多样性、预防性、持续性、个体性等优势,推拿治疗通过按、揉、拿、扳等手法,调整颈部平衡、改善微循环、解除肌肉紧张;针灸疗法针刺大椎、关元、气海、足三里等穴位,改善循环、调节脏腑功能、缓解肌肉紧张;中药葛根汤、羌活胜湿汤、身痛逐瘀汤等古方辩证加减对颈椎病有确切疗效;牵引、颈托固定等治疗配合颈部锻炼等活动都是治疗颈椎病的常用方法,可有效减轻颈椎病的神经压迫;打五禽戏、八段锦等古代练功术,既可有效缓解颈椎病症状,又可预防颈椎病的发生和复发。因此,中医伤科中的颈部功能锻炼(导引术)、中医药内服、针灸和推拿等都是伤科治疗颈椎病的特色手段。

42. 经常落枕是颈椎病吗

落枕多因睡眠姿势不当,使颈部肌肉长时间受压或牵拉引起肌肉痉挛所致,在颈部常可摸到条索状肌肉痉挛,有明显压痛;一般落枕起病较快,病程也很短,1周以内多能痊愈,及时治疗可缩短病程,若不治疗也可自愈,但复发机会较多。偶尔睡姿不当与落枕关系不大,经常落枕是颈椎病早期表现,一般会有颈椎退变的早期改变。落枕经过颈部推拿、按摩或者外敷活血止痛膏药很快能得到缓解,如果长时间治疗效果不好,应该进行必要的放射学检查。

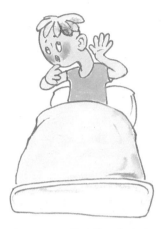

落枕——颈椎病的早期表现

43. 颈椎病会引起视物模糊吗

交感神经型颈椎病患者颈部交感神经局部受压或受刺激，引起交感神经兴奋，可产生视物模糊、眼睑无力、流泪、头痛、血压升高、四肢冰凉等症状，但其发生的概率很小。此外椎动脉型颈椎病导致的脑部供血不足也可引起突发性的视物模糊，一般很快会恢复正常。当患者出现视物迷糊时，应首先排除眼部疾病。

44. 颈椎病会引起咽喉不适吗

咽喉的后面与颈椎椎体前缘只相隔很薄的一层筋膜，颈椎病患者颈椎椎体退行性病变发生骨质增生或椎间盘向前突出时，向前突出的骨质或椎间盘可刺激咽喉后壁软组织，当突出较大压迫咽喉部或食管，可以产生咽痒、吞咽困难等咽喉不适症状。

45. 双腿行走无力是颈椎病的表现吗

许多疾病可以引起腿部乏力,颈椎病也可引起双腿行走无力,颈椎病患者颈椎间盘突出,当突出较大向后压迫脊髓时,可以产生手足无力、动作笨拙、走路不稳、脚踩棉花感等症状,这些症状属于脊髓型颈椎病,该型颈椎病又称瘫痪型颈椎病,因此出现上述症状应该及时就诊。

46. 什么是牵引治疗以及牵引治疗可以治疗哪些疾病

牵引疗法是通过外力对身体某一部位(通常是颈椎或腰椎或一些骨折)持续一段时间的牵拉,使其解除压迫、放松肌肉或错位得到整复的一种治疗方法,通常有脊柱牵引和骨牵引。

脊椎牵引常见的有颈椎牵引和腰椎牵引,前者通常采取坐位或平躺位,利用枕-下颌牵引带连接适度的重量进行牵引,一般用于颈椎间盘突出的治疗以缓解神经根压迫;后者通过腰椎-骨盆固定带借一定重量牵引以达到治疗腰椎间盘突出的目的。普通的牵引治疗在颈、腰椎间盘突出症治疗上应用较多,许多骨折也常用牵引治疗达到复位固定的作用,如肱骨骨折的尺骨鹰嘴牵引、股骨颈骨折的股骨髁牵引、股骨下段骨折的胫骨结节牵引等都可以用骨牵引取得较好的治疗效果。此外骨折手法复位时开始也是通过手法牵引达到复位的效果,小孩髋关节脱位可用下肢悬吊牵引复位。颈、腰部的肌肉痉挛和慢性劳损也可进行牵引治疗以缓解疼痛,改善局部血液循环,促进水肿的吸收和炎症的消退,调整脊椎微小关节,使脊柱后关节嵌顿的滑膜或关节突关节的错位得到复位。

47. 为什么颈椎病牵引治疗后，也可能引起颈椎不适感加重

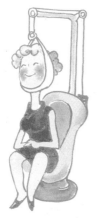

牵引治疗须分情况

颈椎牵引治疗的目的主要是减轻椎间盘的压力，逐渐让其回纳而缓解神经根压迫引起的疼痛、麻木等。颈椎牵引治疗时，牵引的力量大小、角度、时间等都需要进行个体化调整，此外还需要注意颈椎牵引治疗的适应证，如果不恰当的进行牵引治疗，效果可能适得其反。

颈椎牵引治疗适用于神经根型颈椎病的治疗，一般新发生的颈椎间盘突出牵引治疗效果较好，而钙化的陈旧性的椎间盘突出效果不明显，有时牵引后反而更加感觉不适。颈椎牵引治疗时，一般每次 15～20 分钟，每天 1 次即可，可采用仰卧位或者坐位使颈椎保持前凸 15°～20° 的位置。对于交感神经型、脊髓型、椎动脉型的颈椎病不宜行牵引治疗，若行牵引治疗常常反而会使症状更加严重。

48. 为什么很年轻就得了颈椎病

随着生活的电子信息化，越来越多的年轻人感觉颈部不适，这与许多年轻人长期伏案工作、打电脑、玩游戏、不运动、低头玩手机以及经常躺在床上看电视、看小说等不好的生活习惯有关。

长期集中注意力低头工作会使颈项部肌肉一直处于紧张状态，时间一长颈部肌肉得不到放松会出现痉挛，日复一日，年复一年的持续这种情况会积劳成疾引起颈部肌肉韧带的慢性劳损，同时长时间低头和韧带松弛及肌肉力量的减弱会逐渐使颈椎的正

常生理曲度发生改变,出现生理曲度消失甚至颈椎生理曲度反向。颈椎关节不稳定后慢慢出现椎体及钩椎关节的增生,椎体半脱位、椎间孔狭窄从而导致颈椎病。

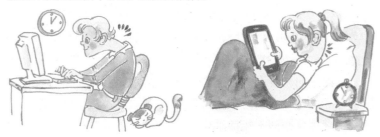

预防颈椎病,远离坏习惯

年轻人需要养成良好的生活习惯,避免长时间低头,经常对颈部进行按摩捏拿以放松颈部肌肉,还要注意颈部的保暖,同时,适当的体育运动(如游泳)对预防颈椎病有很好的作用。

49. 手法治疗颈椎病过程中出现的"咔咔"声是怎么回事

"咔咔"声是关节移位时发出的关节弹响声,表明手法有效克服了关节的外周阻力,使错位的关节恢复到正常解剖位置,关节移位时引起了关节腔压力的改变,关节内气体释放及关节软骨间摩擦产生了"咔咔"声。出现"咔咔"声时无需害怕,相反这是证明关节复位的标志。

50. 颈椎病能否完全治愈以及长期不治有何危害

在颈椎病患者中很多人会有这样的想法,当颈椎病发作经过吃药或者理疗等方法治疗后颈椎病的症状减缓消失,此时患者就认为病已经完全好了不用再注意什么,甚至有人觉得这是小毛病,好了以后就可以不用治疗。其实这并不是颈椎病痊愈,只是情况好转、症状消失,颈椎病没有特效治疗药,一旦颈部因为劳累、受凉等还会再次复发,如果长期不注意保护和治疗,病情可能会持续加重,危害着患者的身体健康。

下面我们来看看颈椎病长期不治的危害:①会引起病情的加重,原本僵硬、酸痛的颈项部肌肉会更加紧张甚至痉挛从而导致头颈部疼痛剧烈不能活动,而长期不治,颈部周围的韧带慢性劳损钙化,颈椎的骨质增生也逐渐加重,就算以后得到治疗也不能恢复到以前的情况,也可进一步发生椎间盘突出压迫神经导致上肢麻木、疼痛;②颈椎病伴有头晕、恶心等症状,严重者可出现晕厥甚至猝倒;③当颈椎病累及交感神经时可呈现头晕、头痛、视力模糊、耳鸣、平衡失调等表现;④较为严重的颈椎病表现出下肢无力、行走不稳、肢体麻痹,甚至出现大小便失控、性功能障碍、四肢瘫痪等严重症状。

以上都是在提醒颈椎病患者提高自我保护的意识,防止病情加重带来的严重后果,一旦出现上述症状,一定要去医院接受检查和正规的治疗。

51. 颈椎病患者可以做针灸、推拿吗

颈椎病患者可以做针灸、推拿治疗,但最好到正规的医疗按摩机构去做,否则可能因不恰当的手法加重病情。推拿疗法是治疗颈椎病一种常用较为有效的方法,通过理气、舒筋、止痛的揉、捏、拿、推、按、滚、拨等手法,调节颈椎局部的气血平衡,驱邪扶正,缓解颈肩肌群的紧张及痉挛,改善局部的气血运行,促进局部损伤的修复,对落枕、颈椎退行性病变有很好的预防治疗作用,长

期对颈椎按摩推拿还可起到对全身气血的调理作用。但是,脊髓型颈椎病一般需要注意禁止重力按摩和复位,否则极易加重症状,甚至可导致瘫痪。

针灸治疗常作为推拿、颈椎牵引、药物等疗法的辅助手段,可舒筋活络、调和气血,改善微循环,提高机体免疫力,促进机体组织修复,恢复机体功能。

52. 颈椎病患者不枕枕头可以吗

首先肯定的是颈椎病患者不枕枕头是不对的。颈椎正常的曲度是稍微向前突的,枕头可以在睡觉时帮助颈椎维持正常的前屈生理曲度,放松颈部肌肉,缓解颈部一天来的疲劳。尤其颈椎病患者必须用枕头,因为很多颈椎病是由于不良的生活习惯引起的,大多数存在生理曲线改变,如果不枕枕头会违反生人体生理弯曲,过度牵拉颈部肌肉,加重颈部劳损。

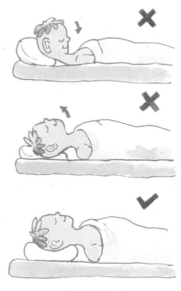

正确使用枕头

对于颈椎病患者来说,枕头不应枕得过高,高度以6~9厘米较为适合,形状以中间低,颈部稍高,类似元宝形。在睡觉时,最好选择平躺,将枕部置于枕头中间稍微凹陷处,这样可以舒适的起到托起放松颈部的作用,切不可将枕头置于头顶部位而加重颈部的屈曲,以免带来落枕或诱发颈椎病。

53. 颈椎间盘突出症需要手术吗

颈椎间盘突出是一种常见的疾病。治疗颈椎病的方法很多，主要根据类型、病情轻重等进行选择。一般来说，先进行保守治疗（非手术疗法）：药物治疗、物理治疗、手法治疗、针灸疗法、牵引疗法、练功疗法等，大多数患者症状都会得到有效缓解，不需要手术治疗。对于少数一些较为严重的椎间盘突出有明显的临床症状，不能耐受或严重影响生活质量且经过规范的保守治疗无效的患者，可通过手术治疗。由于颈椎病手术是在颈脊髓周围手术，位置较高易危及患者生命且可能造成严重后果的重大手术，故应认真考虑，对于患者全身状况良好且能耐受手术和麻醉的，可以手术治疗，反之不宜手术。

54. 颈椎应怎样正确锻炼

首先，应明确分清颈椎病的急性发作期和慢性缓解期，这对颈椎病患者如何进行正确锻炼很重要，否则可能加重症状。颈椎病是慢性劳损性的疾病，并不会痊愈，颈椎病的急性期就是颈椎病发作的时期，这时颈椎病的临床症状很重，患者需要就医；缓解期是颈椎病慢性静止的时候，一般没有明显症状或者症状轻微，这时需要加强颈部的锻炼，预防颈椎病的发作。

在急性发作期应注意休息，以静为主、以动为辅，也可以使用颈托等固定1～2周，这个时期内禁止过度的颈部活动锻炼，尤其忌手法粗暴的推拿手法，以免加重病情，带来不良后果。慢性缓解期内以练功锻炼为主，可做颈项部缓慢的前屈后伸、左右侧屈、左右旋转等锻炼，伏案的上班族应每小时做适当颈部活动3～5分钟。此外，平时还可以参加跳体操、打太极拳、游泳、放风筝、打羽毛球、练瑜伽等运动进行锻炼，这些都是比较适宜颈椎病患者做的运动，不仅可以增强体质，也可以预防颈椎病的发生。颈椎患者头颈部一般禁止进行大幅度剧烈的摇摆、环绕活动，以防止颈部肌肉受损或诱发椎间盘突出引起椎动脉和颈部神经受压迫而产生头痛、肩臂疼痛和手指发麻等症状。

55. 青年人颈椎曲度改变可以恢复吗

答案是肯定的。颈椎生理曲度改变是颈椎病影像学上最早的变化，这与睡眠枕头过高、长期伏案工作、长期低头玩手机等不良姿势和习惯有关，使颈项部长时间处于某一低头姿势而发生慢性劳损。年轻人由于工作压力大加之不良的生活习惯很容易造成颈椎曲度的改变。

颈椎曲度改变主要是由于两方面的因素：一是肌肉因素；二是退变因素。而年轻人更多的是由于长期不良姿势所导致的防御性的肌肉痉挛，从而牵拉颈椎椎体，使其排列的曲度改变。此时只要树立正确的心态，通过合理的手法治疗，辅助正确地用枕，经常做一些颈项部的功能活动，纠正不良生活习惯，避免低头时间过长，就可以使颈椎曲度得到恢复。

56. 为什么睡了"颈椎枕"颈部反而更难受了

枕头是人在睡眠时维持颈椎正常生理曲度的主要工具。颈椎病患者大都存在生理曲线改变，因此选择一个理想的枕头对睡眠和颈椎病治疗都是有好处的。如今市面上的颈椎枕品种琳琅满目，而且大多商家对颈椎枕的功能都夸大其词，但如果选择不合适的保健枕会加重颈部的不适感，甚至会产生不良的反应。目前国内许多保健器材并没有正规的医疗审核，对其具有医疗效果的功能也没有科学的评价,因此颈椎枕治疗颈椎病并不可信,购买时需要认准真正审核过的厂家。

对于颈椎病患者,我们提倡选择能够贴合维持颈椎正常生理曲度、放松颈部肌肉、质地柔韧、透气性好、干燥吸湿、方便随时调节高低的枕头(如荞麦枕等),总之选择合适自己的枕头时以自己睡觉时颈部感觉放松、舒适为宜。

57. 颈椎病会遗传吗

颈椎病是由于颈部长期的慢性劳损造成的以颈椎间盘退行性变、颈椎椎体骨质增生为主要病理改变并伴有颈肩部疼痛及上肢放射性疼痛、麻木等一系列临床症状的综合征,其主要是由椎间盘和颈椎及其附属结构的慢性退行性改变引起。

颈椎病一般好发于长期伏案工作或者有长期低头玩手机、睡在床上看电视等不良习惯者,其发病与感受风寒、年龄、个体因素等多方面因素有关,现今还没有发现颈椎病可以遗传给后代的证据,因此认为颈椎病不会遗传。

58. 如何判断是患了颈椎病还是肩周炎

颈椎病常见的症状有可以引起肩胛部位的疼痛,这与肩关节周围炎本身引起的肩胛部不适很相似,因此常常需要进行区别,以免误诊。

颈椎病中引起肩胛部酸痛不适的大多是神经根型颈椎病或者颈肩综合征引起的颈肩部疼痛。神经根颈椎病因神经根受压迫常出现颈肩部单侧或双侧局限性肌肉痛,颈根部呈电击样向肩、上臂、前臂乃至手指放射,好像被一根筋拉住的感觉,常常会伴有肩部、上臂、前臂、手指的麻木,可出现上肢沉重,酸软无力,患侧肩胛内上部也常酸痛不适,有压痛,部分可摸到条索状结节。肩周炎又名"冻结肩""五十肩",主要是以肩痛、肩关节活动障碍为主要特征的慢性筋伤,因由肩关节周围韧带肌肉组成的肩袖发生无菌性炎症并粘连冻结,因此肩关节周围有许多压痛点,肩关节出现活动受限。颈椎病虽然常常引起肩臂放射痛,但在肩臂部往往无明显的压痛点,肩关节的活动也没有明显受限,而颈项部疼痛和活动障碍,常有压痛点。颈椎病 X 线可看到椎体骨质增生,椎间隙变窄,正常颈椎生理曲度变直、消失或反角,前纵韧带、项韧带钙化;而肩周炎 X 线片无明显改变或者有肱骨大结节骨质增生。

腰腿痛篇

59. 腰椎间盘"突出"和腰椎间盘"膨出"有何区别

很多人在医院的检查报告单上都看到过"腰椎间盘突出"或"腰椎间盘膨出"的字样，但不了解一字之差到底有什么区别。其实，不论腰椎间盘是"突出"还是"膨出"，都是腰椎间盘发生了退行性改变后由于腰部压力向椎管内移位的病理表现，它们属于同一种性质的疾病，只表现在病变的程度上有区别。

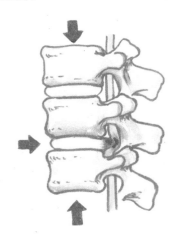

椎间盘受压变形突出

大家都知道腰部的运动与劳动姿势是以弯腰为主的，在弯腰时椎体关节间隙处于前窄后宽的状态，椎间盘在压力下随之变形向后位挤压，造成了椎间盘向后的压力增大。由于限制椎间盘向后突出的主要是周围的纤维环和后纵韧带，而后纵韧带较窄，当腰椎发生退行性变，后面的纤维环和后纵韧带组成的保护环相对薄弱难以承受椎间盘压力，向后逐渐发生膨隆，就像汽车轮胎因为超载后鼓起一样，临床上称之为椎间盘膨出。椎间盘膨出较突出而言病变较轻，可没有明显的神经压迫症状，以腰骶部酸痛为主，若膨出较重也会压迫后面的神经束引起腰腿部放射痛。而椎间盘突出是在腰部压力不断存在或增大的情况下，纤维环无法承受，并在压力的作用下破裂，继而引起某一侧的髓核突出，腰椎间盘突出可由膨出发展而来，也可因骤然腰部较大受力引起纤维环破裂引起。腰椎间盘突出的神经压迫症状一般表现明显,常出现典型的神经放射痛,有时突出的椎间盘碎裂游离到椎管内成为椎间盘脱出,造成更加严重的神经损伤。从影像学上来说,"膨出"比"突出"轻。但有时患者的临床表现轻重并非完全一致。

60. 腰椎间盘突出症何时需要手术治疗

一般的腰椎间盘突出症经过药物、理疗、推拿等治疗和自我锻炼可以缓解甚至很少复发,平常的自我锻炼和保护对于防止腰椎间盘突出症复发非常重要。腰椎间盘突出症手术治疗的适应症:对于临床症状较重,严重影响日常工作和生活,经保守治疗无效者或不能接受保守治疗者;出现较严重的神经压迫导致下肢部分或完全瘫痪或大小便功能障碍者;伴有椎管狭窄出现行走不远需要休息症状者;伴有椎体滑脱脊柱不稳定者;年轻患者反复多次发作者。

61. 防止腰椎间盘突出复发需要注意什么

腰椎间盘突出症急性发作时应严格平卧硬板床2～4周,可配合药物、药膏等促进神经根水肿消退,修复损伤组织,减轻压迫。待缓解期疼痛减轻后应加强腰背肌锻炼,尽量避免久坐久站,站立或坐着一段时间后需要适当活动放松腰部,如伸个懒腰、左右扭扭腰。因工作需要必须弯腰、久坐、久站时可佩戴腰围保护腰部,避免腰部过度屈曲、劳累或受寒。弯腰搬物姿势要正确,搬物时应当挺直腰部屈膝下蹲后将重物提起,不宜直接弯腰搬运,此外日常活动中更应注意避免腰部扭伤。腰椎间盘突出患者,平时应当多进行一些加强腰部肌肉的训练,如仰卧挺腹、飞燕点水、游泳等活动。

62. 腰托可以经常戴吗

答案是否定的。长期戴腰托会使腰背肌肉力量下降,脊柱稳定性下降,此时更加容易引起腰部劳累或扭伤,加重腰椎间盘突出症患者的症状。当腰痛症状重时,站立或行走应佩戴腰托以稳定腰部,防止腰部劳损、扭伤,减轻症状,症状缓解后不可以长时间依赖腰托,需要自我加强腰背肌锻炼,增强腰部肌肉力量以稳定腰部。

63. 如何预防腰肌劳损

平时要经常锻炼腰背肌,增强腰背部肌肉力量,劳动或运动前要做好充分准备活动让腰部肌肉舒张开来,避免长时间、高负荷的弯腰劳动,弯腰搬物姿势要正确,应量力而行。此外腰部不适时多卧床休息,可推拿、按摩腰部放松肌肉,腰部劳动强度大时可佩戴腰围保护腰部,注意保暖。

64. 睡觉一定要睡硬板床吗

人体脊柱分为颈、胸、腰、骶 4 段,每段都有一个符合人体生物力学和结构功能的生理弯曲,这 4 个正常的生理弯曲使脊椎从侧面看起来是个"S"形,因此我们称拥有好身材的人的身材为"S"形身材。脊椎的生理弯曲对人体很重要,可以起到缓冲压力、容纳保护内脏等作用而不良的生活习惯可以导致生理弯曲的逐渐消失。

经过一整天的劳累,睡觉是对脊椎最好的放松,而硬板床能够很好支撑起身体以保持正常脊椎生理曲度,保持体形,这样才能使人体在睡觉过程中充分的得到放松。经常睡在过于柔软的床上，由于柔软的床垫在受人体重量压迫后塌陷并不能很好的支撑维持正常生理弯曲，这样改变了脊柱正常的生理状态，常常造成脊柱旁的肌肉、韧带的收缩和紧张及椎间盘受压。睡硬板床还可以明显减轻椎间盘压力，缓解神经压迫，有利于放松腰部肌肉、韧带，对腰椎间盘突出症患者的症状有缓解作用，建议多睡硬板床。

65. 腰肌劳损能彻底治好吗

腰肌劳损是指腰椎周围的肌肉、筋膜、韧带、关节囊等软组织因长期某种外力所致的慢性损伤，肌肉组织损伤愈合期为3～4周，韧带、筋膜等组织愈合期为6周，经及时、正确的治疗，绝大多数可完全治愈，推拿手法治疗其方法得当，往往取得很好的效果。

66. 为什么会有下肢"一根筋"被牵住的感觉

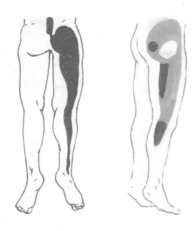

"一根筋"的范围

当腰椎间盘突出,压迫坐骨神经或股神经时,引起该神经支配区域放射痛,当坐骨神经受到刺激时,疼痛沿着神经走行的部位从臀部放射至大腿和小腿,甚至到足部,感觉像"一根筋"被牵住。

67. 腰椎间盘突出症会引起臀部疼痛吗

腰椎间盘突出时常引起神经的压迫,当神经受到刺激时会引起神经走行支配区域反射性麻木或疼痛,腰椎间盘突出压迫的神经不同,出现的症状亦不同,当腰 5 和骶 1 神经根受压时可引起坐骨神经放射痛,疼痛一般沿臀部、大腿后侧放散至小腿或足,极少还可因为臀上神经受刺激而引起臀部疼痛。

68. 手法治疗能把突出的椎间盘推回去吗

手法治疗是通过牵引、按抖等复位手法,调理关节间隙,松解神经根粘连,使突出的椎间盘组织完全或部分回纳。但这主要是针对新发生的、程度较轻的腰椎间盘突出,对于突出程度大、陈旧性的椎间盘或已经钙化的椎间盘,手法治疗效果较差,更不会把突出的椎间盘按回去了。

69. 腰椎间盘突出症患者应该如何锻炼

腰椎间盘突出患者急性期不宜做锻炼,要多平卧硬板床,症状缓解后可适当逐渐进行腰背部肌肉的一些力量练习,如经常挺腰、缓慢扭腰、后伸下肢等,还可进行一些腰部负重较少的运动如游泳,睡在床上可以做向上挺腹(平躺在床上,利用头枕部、双肘和双足跟为支撑点,腰臀部缓慢向上用力使其离开床面直至最高点,以腰背部有紧张感为度,坚持 10 多秒后缓慢放下,训练时动作要柔和,运动幅度也要循序渐进增加,每次可做 30～50 组)或者飞燕训练(俯卧在床上,以腰腹部为支撑点,双手张开尽力向后伸展,同时腰背部用力使双下肢逐渐抬高尽量靠近双手,坚持几秒钟后放下)以增强腰腿部肌力,有利于腰椎的平衡稳定。

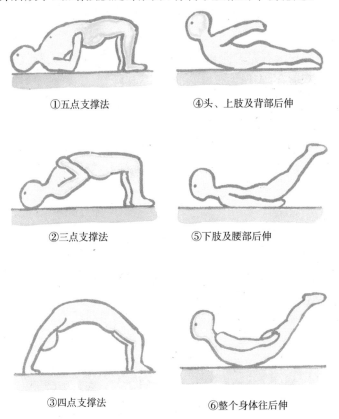

①五点支撑法　　　　　④头、上肢及背部后伸

②三点支撑法　　　　　⑤下肢及腰部后伸

③四点支撑法　　　　　⑥整个身体往后伸

腰肌强,腰才好

70. 什么是腰椎管狭窄症

腰椎管狭窄症是指由各种原因造成的腰椎椎管、神经根管及

椎间孔变形或狭窄并引起马尾神经及神经根受压而出现缓发性、持续性的下腰腿痛、间歇性跛行等临床症状的病症，又称为腰椎管狭窄综合征，属于中医"腰腿痛"的范畴。简单地说就是腰椎后面容纳脊髓和神经的管道变窄而造成空间狭小压迫神经。此病以 50 岁以上的中老年人多见，男性较女性多见，特别是体力劳动者多见。

椎管狭窄有先天性和后天性之分，前者多为先天肾气不足、发育异常所致，表现为腰椎管前后、左右均匀一致性狭窄，比较少见；后者多为腰椎退行性疾病，如腰椎骨质增生、黄韧带及椎板肥厚等，导致椎管内径变小、容积变小，压迫脊神经根或马尾神经而发病，典型表现为间歇性跛行，患者步行一定距离后出现腰腿痛加剧不能继续，需休息片刻后才能继续走，如此反复。

71. 腰椎间盘突出症常见哪些症状和体征

（1）一侧或双侧腰腿痛　可因屏气、咳嗽等导致腹压增高的动作或因弯腰、长时间坐立、半躺等习惯导致腰部负重增大而疼痛加剧，当屈髋屈膝、卧床休息时，疼痛可减轻，久而久之，还可出现下肢感觉减退、肌肉酸困乏力。

（2）大小便失控或间歇性跛行　当椎间盘向后突出明显时，可直接压迫马尾神经，出现会阴部麻木、大小便控制异常，甚至下肢瘫痪。腰椎管狭窄时可出现间歇性跛行，表现为步行一定距离后出现腰腿痛加剧不能继续行走，需休息片刻后才能继续行走。

（3）腰部畸形，活动不利　腰椎生理曲度不同程度的减弱或消失，甚至出现后凸畸形，腰椎椎体间滑脱，脊柱也常常发生侧弯。

（4）皮肤感觉障碍　主要由腰椎间盘突出压迫的神经所支配区域的皮肤感觉出现异常，呈麻木、刺痛等症状，如腰 3/4 椎间盘压迫可引起大腿前侧皮肤麻木，腰 4/5 椎间盘突出可引起小腿前外侧、足背前内侧皮肤感觉异常。

（5）肌力减退或肌萎缩　出现在受压神经支配的肌肉群,患者自己感觉到下肢酸困乏力,长此以往,可出现明显的肌肉萎缩,两侧肢体不一样粗细。

72. 腰椎骨质增生需要治疗吗

腰椎骨质增生属于腰椎椎体的老化退变。随着年龄的增长,长期保持不正确姿势、久坐久站、弯腰负重过多等,可造成腰椎周围软组织慢性劳损、椎间关节紊乱不稳定从而导致局部钙质沉积、骨质过度生长;或可由腰椎骨质疏松引起腰椎骨质代偿性增生所致。

增生的骨质本身不会有痛觉,轻微的骨质增生也不会引起明显的疼痛,一般不必治疗,大多数患者通过改变生活习惯,纠正不良姿势,加上注意卧床休息,避免腰部负重劳累,就可以达到缓解症状、减缓腰椎退化增生的目的;严重的骨质增生可刺激到周围韧带、筋膜等软组织引起较剧烈的疼痛,此时可通过服药、理疗、外敷药膏等缓解。平时通过游泳、挺腹、慢跑等锻炼,增强腰肌力量,增加腰部稳定性,可以一定程度延缓增生的快速增大,对早期腰椎骨质增生有较重要的意义。对于腰椎骨质增生明显且症状较重的患者就需要到医院进行正规的治疗。中医在这方面有突出的优势,根据整体辨证采用补肾强筋、调和阴阳等方法有很好的效果,可再配合针灸、推拿、电疗等方法,老年人可以配合补充钙质和维生素 D 抑制因骨质疏松导致的增生。

最后,应该明确的是腰椎骨质增生是一种退化性改变,现在还不能治愈,但及时治疗能较好地缓解其带来的不适并一定程度地抑制增生,而试图通过吃药或者做手术完全消除腰椎骨质增生是不现实的,也是不科学的。

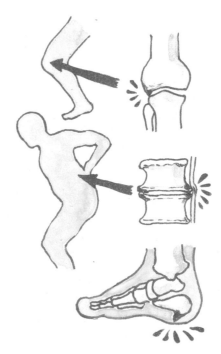

骨质增生俗称"骨刺"

73. 腰椎退行性变是病吗

一般说来,随着年龄的增长,腰椎会缓慢发生退变,跟人老会长皱纹一样,是一种正常的生理过程。但是有很多因素,如长时间半躺、坐立、弯腰劳作等不良的习惯,可使腰椎退行性改变的速度明显加快,并引起明显的腰部疼痛、活动受限等临床症状,这时腰椎的退变就是一种病理改变,而不属于正常现象。其早期会出现腰痛、腰酸等腰肌劳损的症状,长久下去可以致使腰椎间盘突出,压迫脊髓或神经根,引起腰腿痛和神经功能障碍,甚至导致瘫痪,给人们的生活和工作带来严重的影响。因此,在日常生活中要积极预防腰椎退变,如多吃新鲜水果和富含维生素粗纤维的食品。适当锻炼,增强腰部肌肉的力量,同时,应避免久坐久站、长期弯腰负重、避免经常剧烈运动。必要时,也可以到正规医院进行局部按摩理疗,对减缓腰椎退变也很有意义。

74. 腰椎间盘突出会导致瘫痪吗

有这个可能性,但是概率很小。腰椎间盘突出的主要症状是突出的椎间盘压迫和刺激神经根及马尾神经束,以腰部疼痛、下肢放射性疼痛为主要症状,因为腰椎位置属于脊柱最下部,成人这个部位已经没有脊髓,一般很少发生因压迫导致瘫痪。如果压迫加重或病程较久时,可出现压迫神经支配的相应区域的神经麻痹、肌肉萎缩。如腰 3、4 椎间盘突出,压迫腰 4 神经根,引起小腿前内侧皮肤感觉异常,大腿前面肌肉萎缩;腰 4、5 椎间盘突出,压迫腰 5 神经根,引起小腿前外侧、足背前内侧感觉异常,足背肌肉力量下降;腰 5 骶 1 椎间盘突出,压迫骶 1 神经根,引起小腿后外侧、足背外侧缘及足底皮肤感觉减退,小腿后面肌肉萎缩。

少部分发生瘫痪的一般都是由中央型腰椎间盘突出症所导致,原因是突出的椎间盘严重压迫马尾神经引起会阴部麻木、大小便功能障碍或下肢截瘫,这种类型的患者最好及时手术,到发生截瘫再手术往往因神经受挤压损伤而效果差。为避免瘫痪的发生,应及早到医院诊断治疗,一般采用非手术疗法,多数患者可获满意疗效,但是还是有很少部分的腰椎间盘突出症是会导致瘫痪的,应引起注意。

75. 腰椎间盘突出症能通过非手术方法治好吗

腰椎间盘突出是一种慢性劳损退化性的病变,老百姓平时说的"治愈"一般是意味着通过治疗腰椎间盘突出使症状好转或者消失，其实这并不意味着真正意义上的治愈，腰椎间盘突出的治疗不是通过某种单一的治疗就能一劳永逸。

现阶段还没有完全治愈腰椎间盘突出症的方法，一旦有了腰椎间盘突出就预示了这已经是一种器质性的病变了，对于新发的腰椎间盘突出可通过药物或者是手法治疗，突出的椎间盘能够慢慢回纳，腰椎间盘突出症也慢慢消失，但已有突出的部位不可能回到未发病前，因为不良的生活习惯，其很容易再发，而对陈旧性的腰椎间盘突出即使通过治疗症状减轻但其突出还在，如不注意，随时可能随时诱发重新出现症状，因此腰椎间盘突出症不能像一次感冒那样能彻底治好，即使通过手术治疗，效果有时也不尽如人意。

76. 为什么老年人经常会腰腿痛

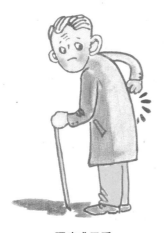

腰痛难忍受

中医学认为：腰者，肾之府；肾为一身之骨之主。这表明腰痛与肾的关系非常密切。老年人肾精不足，气血虚损，筋骨失养，加之腰部长期负重或慢性劳损，故容易发生腰腿痛。

引起老年人腰腿痛的原因有很多，但常见的主要原因有腰椎疾病和骨性关节炎。这是因为随着年龄的增大，老年人骨质开始不同程度疏松且腰椎上常出现不同程度的骨质增生，腰椎间盘也不断发生退行性病变，椎间盘内含水量逐渐减少，失去弹性，导致椎间盘突出，椎间隙变窄，腰椎滑脱等腰部病变引起腰痛，且老年人腰部力量弱，容易造成腰部扭伤。

腰椎间盘突出的患者常导致臀部至腿部的放射痛,此外老年人易患骨关节炎导致膝关节及距小腿关节(踝关节)疼痛,跟骨骨质增生导致足跟痛。

77. 为什么腰椎间盘突出的临床表现不一

腰椎间盘突出症的临床的症状根据髓核突(脱)出的部位、大小以及后方压迫程度、机体状态和个体敏感性等不同,其临床症状可以相差悬殊。主要可以出现以下几种不同症状为主的表现。

(1)腰痛 95%以上的腰椎间盘突(脱)出症患者有此症状。主要是因为突出的椎间盘进入椎体内或后纵韧带,刺激并压迫其周围的组织,或者由于髓核内释放的一些物质,如糖蛋白、胶原物质、组胺等,刺激相邻近的脊神经根。主要症状为持续性的腰背部钝痛,平卧硬板床时疼痛减轻,站立时间久可加剧疼痛,但在多数情况下,患者可以缓慢行走或腰部可以适度活动,这种常见于椎间盘机械性压迫。

(2)下肢放射痛 80%以上病例出现此症。主要是由于对脊神经根造成机械性和(或)化学性刺激之故。因腰椎间盘突出患者主要以腰 4/5、腰 5/骶 1 部多见,突出后压迫相应节段脊神经根导致出现坐骨神经走行区域的疼痛,感觉一根筋从上牵到下,俗称坐骨神经痛。轻者症状表现为疼痛由臀部开始向大腿和小腿后侧放射或有麻木感觉,甚至直达足底或足背、趾,大多数患者可以忍受。严重者症状表现为由腰部直至足部的电击样剧痛,常有下肢麻木的感觉。但这样一些患者也非常多见,如腰痛不明显而椎间盘突出刺激神经根导致的下肢放射性疼痛或麻木症状明显。

(3)间歇性跛行 指的是日常行走一小段时间后腰痛或腿痛难以忍受必须停下休息一段时间后方能继续行走。这主要是由于椎间盘突出症持续进展压迫椎管,使椎管内空间变狭窄、血液供应不足,形成腰椎椎管狭窄症。故这类患者走一段时间后需要休息一段时间等椎管内血液供应充分后才可以继续行走。

(4) 马尾神经症状　主要见于后中央型及中央旁型的髓核突(脱)出症者,因此临床上少见。其主要表现为会阴部麻木、刺痛,排便及排尿障碍,阳痿(男性),以及双下肢坐骨神经受累症状。病情严重的患者甚至可以出现大小便失禁、双下肢不完全性瘫痪等。

78. 腰痛就是腰椎间盘突出症吗

引起的腰痛的原因有很多,腰痛不一定就是腰椎间盘突出。

腰痛的常见原因有腰椎退行性病变、腰肌劳损、腰椎间盘突出、腰椎结核、肾和输尿管结石、妇科疾患等;腰椎退行性病变的腰痛主要是随着人们年纪的不断增大,而腰部受力不匀引起的腰椎骨质增生、椎间盘退化和腰椎生理曲度改变诱发的腰椎旁肌肉韧带的慢性劳损引起的疼痛。腰肌劳损引起的腰痛是急性腰肌拉伤引起的疼痛,有明确的腰部扭伤史。腰椎间盘突出腰痛常伴随着腿痛,也有腰痛不明显而下肢放射性疼痛症状明显。腰腿痛最根本的原因是突出的髓核压迫、刺激局部硬膜囊及相邻近的神经根,如果仅刺激到局部硬膜囊时以腰痛为主,如果压迫刺激到神经根时则以腿痛为主。腰椎结核主要是结核菌破坏腰椎骨质,刺激附近韧带肌肉诱发炎症而引起腰痛。肾脏和输尿管结石疼痛常常较为剧烈,突然改变体位诱发绞痛,疼痛常常向会阴部放射,X线常可发现结石。妇科的盆腔炎疾患等也常可引起腰部酸痛不适等,有妇科疾患的患者需要注意鉴别腰痛是否是由妇科疾患引起。

79. 腰椎间盘突出症状严重时如何快速缓解

腰椎间盘突出急性发作时,突出的椎间盘刺激脊髓及神经根引起局部炎症水肿,因脊髓神经根水肿进一步引起椎间盘突出压迫更加明显,从而出现明显的疼痛等症状和体征,这时许多患者疼痛难忍,医生则会根据情况酌情给患者滴吊瓶以减轻压迫,缓解患者痛苦。

吊瓶里常见的用药是甘露醇和激素类药物,甘露醇通过脱水作用可以减轻患者的神经根水肿,激素具有强大的抗炎作用、效果迅速,与甘露醇一起可以迅速改善患者神经压迫情况;从而减轻患者痛苦,但是这类药物一般用2～3天,症状改善后即止,不能作为治疗椎间盘突出药物长期使用。因为这类药物里多含有激素,激素是把"双刃剑",它抗炎效果非常好,但弊端是其副作用大,尤其是长时间使用的话会引起严重的不良后果,常见有白细胞减少、高血压病、诱发溃疡、导致骨质疏松、引起股骨头坏死、造成糖、蛋白质、脂肪代谢障碍等。

80. X片上说腰椎变直是怎么回事

正常的人体脊柱有4个生理弯:颈椎向前凸、胸椎向后凸、腰椎向前凸、骶尾椎向后凸。如同"S"形,这几个生理弯曲是人在出生后逐渐形成的,对身体起到支撑、平衡、稳定的作用。出生后小孩抬头逐渐形成颈椎生理弯曲,爬行、坐立、行走逐渐形成胸、腰、骶尾椎生理弯曲。

随着社会生产的信息化、自动化,越来越多的人工作时都是一整天坐在办公室或者电脑前,回家后可能半躺在床上或者沙发上看电视,腰部的活动很少。长此以往,腰部肌肉得不到锻炼,腰肌力量差,腰椎稳定性差,腰部肌肉慢性劳损及腰部受力不匀,逐渐地导致腰部正常的前凸曲线消失,X线片上的腰椎生理曲线消失变直,一般青年人群腰椎生理曲线变直而腰椎骨质无异常,中老年常伴有不同程度的骨质增生改变。

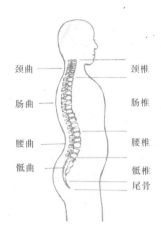

颈曲 —— 颈椎

胸曲 —— 胸椎

腰曲 —— 腰椎

骶曲 —— 骶椎

尾骨

正常脊柱的四个生理弯曲

81. 急性腰扭伤后身体为何会向一侧倾斜

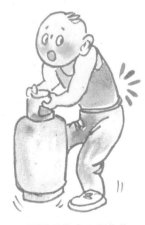

搬提重物当心腰扭伤

急性腰扭伤俗称"闪腰"，多发生于重体力劳动者不慎扭伤，也可见于脑力劳动者偶然参加运动或劳动而事先又未做体力活动准备。

急性腰扭伤常导致下背部至臀部链接处的肌肉筋膜组织（如腰大肌、髂腰肌、竖脊肌及腰肌）将筋膜急性拉伤或撕裂常引起局部自觉剧烈疼痛并随着局部活动、振动而加剧，由于剧烈的疼痛，受损肌肉发生反射性的痉挛，迫使患者身体向患侧倾斜以减轻肌肉的牵拉所致的疼痛，这是一种被迫体位，是机体自我防御性保护，以避免患侧肌肉群受拉力的持续作用，平卧休息后也可减轻疼痛。

骨质疏松篇

82. 哪类人群易患骨质疏松症

骨质疏松与年龄、遗传、激素、营养、生活习惯、疾病、药物等因素有关。骨质疏松症的高危人群主要集中在 65 岁以上人群，老年人身体功能下降，腺体分泌减少，饮食减少，钙摄入不足，运动量少，维生素 D 缺乏，体内血循环减慢，骨骼的钙质容易流失，这些都容易导致老年人发生骨质疏松。

除了上述原因，中老年妇女骨质疏松还与绝经、过早闭经或卵巢切除等引起雌激素下降的原因有关。患有甲状腺功能亢进症（甲亢）、慢性肾病、糖尿病、肿瘤、长期服用激素类药物和类风湿性关节炎的人群易患骨质疏松。另外，长期吸烟、酗酒、喝咖啡、喝浓茶等会增加钙盐的丢失，并影响钙的吸收，因此这类人也较易患骨质疏松症。此外肢体长期不用可以引起废用性骨质疏松。

83. 为什么更年期妇女骨质疏松进展较快

雌激素能抑制破骨细胞引起的骨吸收，并促进骨质的形成。绝经期妇女的体内雌激素水平下降显著，骨代谢改变显著，骨转化增加，吸收大于生成，形成负平衡状态，钙流失增加，骨量急剧下降，故易患骨质疏松。

84. 随着年龄的增大为何老年人会越来越矮

随着年龄的增大，老年人骨质逐渐流失，脊柱椎体属于松质骨，骨质疏松尤为明显，而脊柱是身体的支柱，负重最大，骨质疏松的椎体容易受力压缩发生压缩性骨折而出现驼背。此外，骨骼强度及抗压能力减弱,椎体及下肢承重能力下降,下肢及脊柱逐渐弯曲变形,除了驼背外还出现脊柱侧凸,人看上去就逐渐变矮了。

85. 经常喝浓茶或咖啡为什么会引起骨质疏松

长期饮用浓茶或咖啡,不仅促使人体的排尿量增加,而且过多的咖啡因能使尿钙的排出量增加,久而久之钙质流失增多,浓茶会影响钙质吸收,浓茶中有些成分与钙形成难以吸收的复合物影响钙的吸收,长期如此会导致骨密度下降,从而产生骨质疏松。

86. 骨质疏松症的典型症状是什么

骨痛是骨质疏松症最典型的症状,但是有着明显的个体差异,这主要是因为骨质新陈代谢状况的差异,就好像小孩长个子时的生长痛一样,当破骨细胞比较活跃时,骨痛就会比较明显。如绝经后的妇女常常腰酸背痛,痛处不固定,并且以酸痛为主,这种情况往往就是破骨细胞异常活跃的表现,此时就需要警惕有发生骨质疏松症的可能。较严重的骨痛多见于老年人腰背部的疼痛,不少老年人自述像是被重物压着的感觉,或表现为全身性骨痛,呈弥漫性,也没有具体的压痛点,出现这种症状时就应该及时就诊,并给予必要的治疗。

其他如晚上睡觉时常常小腿抽筋、劳累或活动后乏力感明显加重、负重能力下降或不能负重,这些都可能是骨质疏松症的信号,要加以重视。

所有骨质疏松症的症状,最严重的莫过于骨折了,这种骨折我们把它称为脆性骨折。这很好理解,骨头松了自然就脆了,表现为受到很小的外力或姿势不当就引发的骨折。或者说部分老年人身高的明显变矮，驼背，这可能都是源于骨质疏松症引起的骨微结构的骨折。如若发生骨折后再去治疗就太被动了，所以当一段时间内上述症状特别明显时，建议及时去医院就诊。

87. 治疗骨质疏松症仅仅吃钙片有用吗

骨质疏松症从本质上来说是人类自然老化的一个现象，可一旦出现类似骨痛等一系列症状就演变为一种疾病，如果不进行适当干预，再进一步发展下去，骨质松到一定程度就容易骨折。现在部分老年人已经高度重视骨质疏松症的预防和治疗，但在认识上还有一些误区。如有些人认为仅仅吃钙片就能治疗骨质疏松症，其实这只是一种误解！

首先，确实不论哪种类型的骨质疏松症均应适量补充钙剂，因为它是骨头进行新陈代谢的原材料，但是光有材料还是不够的，特别是年纪大了，整体新陈代谢功能减弱，一方面吸收能力下降，另一方面有针对性的使吸收后的钙有效的沉积到骨头里的能力减弱。所以，这就需要根据具体情况吃一些其他的药物。

其次，骨质疏松症的发生主要是因为骨骼中破骨细胞的活跃，导致骨头自己吸收，那么仅仅是补充原材料还是远远不够的，从根本上来说更需要抑制骨吸收，促进骨形成。

从西医治疗骨质疏松症的角度出发，在日常生活中，我们需要适当的加强锻炼，如散步、快走等运动，加强骨骼强度，并注意平衡膳食结构，提倡低钠、高钙、高不饱和脂肪酸的饮食，戒烟忌酒。同时结合血液检查的指标和骨密度检查，服用一些活性维生素 D 和治疗骨质疏松症的药物。

中国传统医学认为"肾主骨生髓，肝主筋"，所以强筋壮骨应从补益肝肾入手。从五行的角度来说黑色对应肾，青色对应肝，那么多食用颜色较深的食材也可起到补肾壮骨的作用。所以在西药治疗的同时配合服用补肝肾强筋骨的药物,更能达到标本兼治的目的。

88. 补钙过多会引起结石吗

目前这个命题尚无定论。相反,却有研究结果显示,如果摄入的钙严重不足,长此以往,反而更容易得结石症。这是因为钙摄入量严重不足时,不能满足血钙平衡的需要,体内就会溶解骨骼中的钙进入血液循环。这种生理性的调控往往是矫枉过正的,血液中多余的钙便会沉积到血管壁或某些脏器中,久而久之就演变成血管硬化和结石症了。

根据我国营养学会建议 50 岁以上人群每日钙总摄入量为 800～1 200 毫克,即使超过一些量一般也不会引起结石的。因为钙质主要通过肠道吸收,如果补充的钙剂中没有添加促进钙吸收的维生素 D,这种钙吃得再多也不会引起过量吸收。当主动吸收机制饱和后,多出来的钙就会被排泄出去。

但是,如果服用的是含有维生素 D 的钙剂,那么长时间严重超量摄入的话,则有可能引起血钙不稳定或者血管硬化、结石等。当然,这种情况也是在超过正常剂量数十倍且长时间摄入时才有可能发生。

89. 没有症状的骨质疏松需要治疗吗

首先需要明确的是骨质疏松不是病,它是人体衰老过程中在骨骼上的一种外在表现。只有当骨头松到一定程度,骨密度检测显示骨量严重降低或出现了诸如骨痛等一系列症状时,才需要被作为一种疾病,也就是"骨质疏松症"来系统治疗,其治疗的目的是减轻疼痛、降低骨折风险。

虽然没有症状的骨质疏松人群暂时不需要系统治疗,但是预防骨质疏松症的发生还是很有必要的,也就是中医"治未病"的思想。尤其是更年期至绝经后 5 年内的妇女,母系亲属中有骨质疏松症或脆性骨折史,有甲亢等其他代谢性基础疾病的高危人群更应及早预防。

90. 治疗骨质疏松症需要终身服药吗

没错,治疗骨质疏松症需要终身服药,就如同治疗高血压病和糖尿病一样,已经被写入了权威治疗指南中。但不同的是,治疗骨质疏松症的过程中需要有服药的间歇期,就意味着不需要一直吃药,要吃吃停停,并且药物的组成也需要不定时更换。

一般来说,每日补充钙剂和维生素 D 是保证骨骼健康的必需品。一些治疗骨质疏松症的药物如大家常用的阿仑膦酸钠片(福善美)、唑来膦酸注射液(密固达)、鲑鱼降钙素注射液(密盖息)、依降钙素注射液(益盖宁)等就需要间断使用,不仅如此在使用这些药物的同时还要定期检测血钙浓度、肝肾功能,以免发生药物的不良反应。更为重要的是坚持每年复查骨密度,了解机体的最新情况,如果服药一段时间后骨密度没有变化或者反而加重了,那说明就需要调整用药结构了。

当然同样的,一些中成药制剂也是如此,吃一长段时间的药,停一小段时间,这样才能更有效地保护我们的肝脏和肾脏。

91. 为什么已经有了骨质疏松还会长骨刺

骨刺又叫骨质增生、骨赘,随着年龄的增大,每个人都会长骨刺,说明长骨刺本质上和骨质疏松一样都是机体的老化。更进一步来说,骨刺仅仅是表面现象,其真正原因就是骨质疏松。

人体内所有的骨头都是由外面一层比较硬的皮质骨和里面相对疏松的松质骨一起构成的。当骨头里面松了,也就是发生骨质疏松时,人在站立、行走或负重的时候,身体的重量还是依旧会压在上面,这样骨头外面的皮质骨就要承担更多的力量,久而久之就会长骨刺。通俗的举个例子,就好像手掌用多了会生老茧一样,只是骨头表面生的老茧就叫作骨刺。

92. 骨质疏松症最易引起哪几类骨折

医学上我们把骨质疏松症引起的骨折称为脆性骨折。从字面就很容易理解意思,骨头松了自然就脆了,就像烤饼干一样,松和脆是联系在一起的。

虽然说骨质疏松症是一个全身性的疾病,但它的发生也有循序渐进的过程。最先发生的就是一些以松质骨为主的骨骼,如脊椎骨、髋部的骨头、腕部的骨头,这些也是骨质疏松症骨折好发的部位。

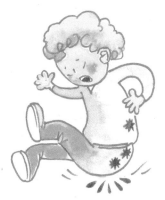

骨头变脆,易骨折

例如,老年人不小心摔了一跤,手掌撑地就容易引起腕部的骨折,或是不小心坐空或是摔倒时一条腿压在身体下面就容易引起髋部的骨折。更有甚者,突发腰背部剧痛,也没有明显的外伤,此时也要当心是脊椎椎体的压缩性骨折。

93. 骨质疏松应多吃哪些食物

从营养学的角度来说膳食结构的平衡是很重要的。当然也可以有针对性地加以控制,对于骨质疏松者,我们提倡足量蛋白质、高钙、低钠、高不饱和脂肪酸的饮食。有条件的可以多食用含异黄酮类的食物,如大豆等豆类。那什么是异黄酮呢?它又称为植物雌激素,雌激素具有保存骨量的作用,而绝经后妇女容易罹患骨质疏松症的主要原因就是雌激素的流失,所以适当补充对预防骨质疏松症有一定益处。

再者就是在日常生活中可以多食用一些滋补肝肾、强健筋骨的食物,如之前提到的一些深色食材(如黑木耳、香菇、黑豆等)都是不错的选择。还有就是动物蹄筋、鸡爪、鸭爪等起到以形补形的作用。这对预防骨质疏松症的发生也大有裨益。

94. 骨质疏松(症)患者该如何锻炼身体

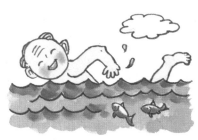

户外运动不可少

通过以上介绍,我们知道得了骨质疏松症容易骨折,那么我们是不是应该避免运动呢?答案是否定的,相反更应该加强运动,尤其是户外有氧运动和负重锻炼,并把重心放在提高耐受力和平衡力上,这样才能有效的降低摔倒和骨折的风险。

运动类型、方式和量的选择应根据每个人的具体情况而定，一般推荐散步、快走、游泳等较缓和的运动方式，避免长时间的过量运动。

95. 中医伤科治疗骨质疏松（症）有何特色

从药物治疗的角度，首先根据中医基础理论，通过补肝肾的方法，可以从根本上达到强筋壮骨的作用。其次根据现代医学理论基础，通过应用富含异黄酮的中药，主要是植物类药物，可以有效地起到类雌激素替代作用，对于绝经后妇女的骨质疏松症有着很好的疗效。更重要的是规避了直接服用激素类药物所可能产生的致癌风险。

从物理治疗的角度，中医伤科更侧重于正确地引导患者如何去锻炼，并且有针对性的教授如太极拳、八段锦等中医特色功法，以期达到未病先防、有病防治的作用。

96. 骨质疏松患者吃什么食物对身体不好

1）不宜吃辛辣、过咸、过甜等刺激性食物。因为过甜的食物含糖量很高，多吃糖能影响钙质的吸收，间接地导致骨质疏松症；吃过咸的食物，也会使钙的流失增加，加重骨质疏松。

2）不宜大量吸烟与饮酒。因为过量烟酒也可以影响钙质的吸收。

3）不宜经常喝咖啡或浓茶。有研究发现，每天喝 4 杯以上咖啡的人

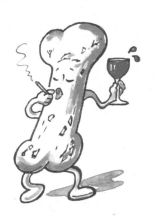

吸烟饮酒危害大

患骨质疏松症的风险比正常人高约两倍。

4）某些药物，如抗癫痫类药、利尿药、糖皮质激素类等，这些药物对维生素 D 的活化可以造成直接或间接的影响，使钙质的吸收减少，排泄加快，从而导致骨头的钙含量减少，加重骨质疏松的症状。

97. 如何预防骨质疏松

预防骨质疏松的三大举措：营养、运动、光照。

控制饮食结构和生活习惯，注意合理膳食营养，在保证充足营养的条件下避免酸性物质摄入过量以防加剧酸性体质，导致钙质流失。长期饮用浓茶、咖啡、汽水、大量饮酒等会促进骨质的丢失，吸烟也会影响骨峰的形成。多摄取富含钙质、低盐和适当蛋白质均衡的饮食对预防骨质疏松有益。平日生活中应多食粗粮、蔬菜、牛奶等碱性含钙食物，如豆类、精杂粮、芝麻、瓜子、绿叶蔬菜、鱼、虾、虾皮、海带、牛奶乳制品等，注意补充充足的维生素，避免食用高糖、高脂饮食，同时蛋白质的摄入也不宜过多以免代谢产生过多酸性物质。

研究表明，适当运动对预防骨质疏松是十分有益的。因为适当的运动可使人体的新陈代谢加快，同时，肌肉收缩牵拉骨骼，有助于增加骨密度。

钙质的吸收离不开维生素 D，而充足的太阳光照对维生素 D 的生成转化起非常关键的作用，每天保证晒太阳至少 30 分钟以上对预防骨质疏松有利。

除此之外，养成良好的生活习惯，保持愉快的心情，也有益于预防骨质疏松。控制酸性物质的摄入，以免加剧酸性体质。如熬夜工作、玩游戏等，都会加重体质酸化。所以，养成良好的生活习惯，保持弱碱性体质，可以有效的预防骨质疏松症的发生。

建议尽早并长期预防骨质疏松。人到中年后，应适当补充钙质，尤其绝经后妇女，骨量丢失较快。建议每年进行一次针对骨质疏松的检查，及早进行防治。甲状腺功能亢进症（甲亢）、糖尿病、肝病、慢性肾病等疾病患者也要注重加强继发性骨质疏松的预防。

98. 由骨质疏松症引起的骨折治疗上有什么特别吗

由骨质疏松症引起的骨折又叫骨质疏松性骨折，是骨折中比较特殊的一种，发病人群比较集中，常发生在 50 岁以上的妇女和老年人中，其发生率、致残率、致死率均十分高，严重威胁患者的身心健康并影响其生活质量。在骨质疏松症引起的骨折中，最为常见的有脊柱椎体骨折、桡骨远端骨折和髋部骨折。由于这类骨折比较特殊，所以治疗起来也与一般骨折不同，除了治疗骨折还要针对骨折原因——骨质疏松症，进行抗骨质疏松治疗。首先，针对骨折治疗，可以通过手法复位加外固定治疗或是手术的方法达到治疗目的。除此之外，最重要的是抗骨质疏松治疗，这也是骨质疏松性骨折治疗的特别之处，患者可以口服钙片，加上促进钙吸收的药物如骨化三醇胶丸（罗盖全）等进行治疗，这不仅有助骨折愈合，而且对防止骨折再发生有非常重要的意义。老年人平时还要注意多晒太阳和适度运动。

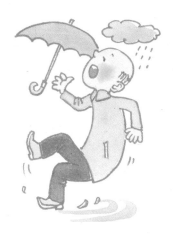

骨质疏松性骨折常见于老年人

99. 哪些因素容易引起骨质疏松

骨质疏松与年龄、遗传、激素、营养、生活习惯、疾病、药物等因素有关。老年人是骨质疏松的高危人群，这是由于老年人身体机能下降，饮食少，活动少，日照少，维生素 D 合成不足，肌肉缺乏锻炼，骨骼内血循环减少，骨骼的钙容易被移出，这些都是老年人容易发生骨质疏松性骨折的原因。中老年妇女骨质疏松常见于过早闭经或卵巢切除导致雌激素下降者。另外，长期喝咖啡、浓茶、饮酒、吸烟等都会影响钙的吸收，使骨质的丢失增加。长期使用某类药物也可以引起骨质疏松，且骨质疏松程度与用药时间有关，糖皮质激素是引起药物性骨质疏松的最常见原因。又如库欣综合征、类风湿性关节炎、肿瘤、糖尿病等许多疾病也可以引起骨质疏松症。此外，废用性骨质疏松主要见于肢体长期固定不运动所致。

骨关节炎篇

100. 骨性关节炎好发于哪些部位

　　人的关节就好比机器的轴承，几十年用下来难免会有磨损，而主要磨损的部位就是包在关节外的一层软骨。随着年龄的增大，自我修复能力的下降，磨损会逐渐加重，直到出现关节的疼痛、肿胀、僵滞、活动障碍等情况就发展成了骨性关节炎。人体的任何一个关节都可能发生骨性关节炎，主要以膝关节、手指远端关节、髋关节、颈椎和腰椎这些活动量较大、负重较多的关节比较常见。

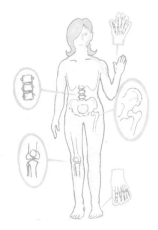

骨关节炎的好发部位

101. 骨关节炎的骨刺从何而来

　　在人的骨头的两端，覆盖着一层由软骨细胞构成、光滑且富有弹性的软骨。软骨细胞中含有大量水分，就像一块硬海绵，施加压力时变薄，压力移除后，可恢复原有的厚度，软骨的这种弹性变形能减少运动时的冲击和震荡,对关节抵抗磨损是非常重要的。成年人的关节软骨缺乏神经和血管,因此,在软骨受损后很难进行修复和再生。长久下去,关节软骨变得越来越薄,关节的间隙逐渐变窄,维持关节的韧带开始变松,关节就失去稳定性了。这时若再不注意减轻关节的负荷,继续过度使用关节或进行不科学的运动,软骨继续反复受损,也使附着在骨端的韧带反复牵拉后出现血肿和渗出物,而后血肿和渗出物被吸收、机化(钙化或骨化),形成骨刺。骨刺本来是人体代偿的一种体现,但是反过来造成关节面的毛糙又加重关节的磨损。

102. 为什么长期坐办公室的人也会得骨关节炎

骨关节炎本是一种常发生于老年人的疾病,但是随着社会的不断发展和人们生活水平日益提高,患骨关节炎的人反而越来越年轻化,尤其长期坐办公室的人变成了骨关节炎喜欢的对象。这是由于经常坐着缺乏锻炼,加上不健康的生活状态都是诱发骨关节炎的重要原因。从人体解剖上讲,关节囊可分为两层:外面的纤维层和里面的滑膜层。在纤维层分布有血管、神经和淋巴管;滑膜层的作用是分泌滑液,不仅起润滑作用,而且对关节内的物质代谢起到了桥梁作用。长期坐办公室的人一般关节活动过少,不利于关节周围的血液、淋巴循环,这不仅会使关节周围肌肉、韧带的力量减弱,还会使滑膜液分泌不足,致使关节面之间接触时摩擦力增大,加重关节的磨损,从而产生关节疼痛等症状,最终导致骨关节炎。

103. 有哪些运动不适合骨关节炎患者

(1)尽量避免登山 很多人喜欢登山,认为可以锻炼身体,呼吸新鲜空气,对身心有益。但是,对于骨关节炎患者应避免,因为登山可以加重关节的压力,增加了关节的磨损。

(2)少爬楼梯 这是因为在爬楼梯时膝关节要承受约 3 倍的人体自身重量的压力,会加重膝关节的损害。

(3)避免久坐久站 久坐久站后会对身体产生固定的压力,不利于关节周围的血液、淋巴循环,同时还会影响到关节周围肌肉、韧带的力量,所以隔段时间就该站起来活动一下。

(4)避免下蹲 加重骨关节炎的原理同上两个运动一样。

(5)避免长时间穿高跟鞋 穿高跟鞋时身体重心会前移,也会对膝关节造成较大压力,所以女性朋友要提高警惕。

总之,患者要有自我保护的意识,任何加重关节负荷的动作都尽量避免,这样才能防止加重骨关节炎。

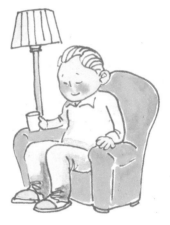

久坐不动伤关节

104. 骨关节炎的功能训练方法有哪些

功能锻炼是骨关节炎患者最基本的治疗,是最重要,也是最容易被忽略的方面。关节就像门轴一样,它越活动才越不会生"锈"。从生理方面看,人的关节通过依靠关节软骨来传递压力和承受关节活动的。关节软骨是没有血液直接供应营养的,而是通过与关节腔内的关节液进行物质交换来吸收营养的。正常情况下关节腔内有少量的关节滑液,软骨具有一定的灵活性。当关节负重承受压力和关节活动时,使关节滑液在关节腔内来回流动,因受到压力的不同,软骨如海绵一样被压扁或反弹,不断吸收关节液的养分,以维持软骨正常的新陈代谢。另外,关节的运动也是对病变部位的磨合重塑。通过功能训练,能明显增加关节的稳定性,减少关节扭伤等。

　　一般而言,功能训练应包括以下两个方面:①肌力训练,主要是锻炼肌肉的力量。如仰卧时,足部向上勾起,腿绷直,肌肉屏住,反复训练,这样可以锻炼大腿、小腿前面的肌肉;仰卧时双腿屈膝且屈髋并用力夹住放于大腿间的枕头,反复训练,这样可以锻炼大腿内侧的肌肉;仰卧时将双下肢并拢,伸直抬起,到极限后坚持数秒,然后放下休息数秒,反复多次练习,每天锻炼的次数可由少到多,循序渐进,使腿部的肌肉力量增强;双手扶墙站立,两脚与肩同宽,脚跟抬起,脚尖踮地,反复练习,这样可以加强小腿后侧的肌肉力量。②关节活动训练,主要以不负重下的屈伸关节为主。

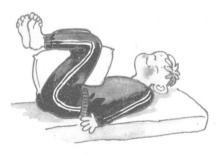

循序渐进、训练适度、及时休整

所有所谓好的功能训练方法最重要的还是坚持,如果能每日坚持训练,那么必然对防治骨关节炎大有益处。

105. 体型肥胖者是否更易罹患膝骨关节炎

研究表明,肥胖是诱发骨关节炎,特别是膝骨关节炎的重要因素。在一般情况下,肥胖会增加关节面的负担,容易加速关节磨损和老化,引起关节畸形。另外,肥胖患者容易发生膝关节内翻畸形,就是我们常说的"X"形腿,关节畸形使两侧关节间隙受力不平衡,关节稳定性差,容易走路摔倒。而且这种损伤长期积累下去,很可能会导致软骨下骨的改变,影响关节软骨在负重时的耐力。因此,大多数肥胖的人更容易出现膝关节骨性关节炎。

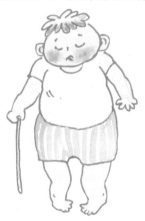

体型肥胖者易患骨关节炎

106. 为什么中老年人上下楼梯时会引起膝关节疼痛

膝关节是人体中承受重量最大和活动最多的关节。一般人在上下楼梯的时候，膝关节会承受比平时多数倍以上的力。而中老年人由于关节长时间的负重使用，关节里面的软骨已经产生了磨损和老化。再加上中老年人骨质增生使得原本已经受损的关节面变得高低不平，以及随着年龄增大腿部肌肉力量的减弱，那么在上下楼梯的时候，就会感到膝关节疼痛，有弹响声，严重时还会出现卡住、打软腿的现象。

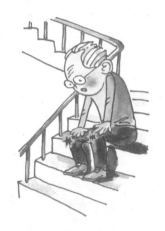

上下楼梯关节痛

107. 爬山会损伤膝关节吗

人们常认为爬山是一种很健康的运动方式，不仅锻炼身体，而且能呼吸新鲜空气，愉悦心情，但是它不利于保护我们的膝关节。这是因为上山的时候膝关节负担的重量等于人体自身重量，而下山的时候膝关节除了负担自身体重外，还要负担人体向下缓冲的力量，这样膝关节承受了超过人身体重量的2～3倍的力量，加重了对膝关节的损伤。因此，中老年人应尽量少爬山，尤其是已经患有膝骨关节炎的患者。建议在上山的时候可借助手杖登山,下山的时候,乘坐交通工具下山。

108. 吃了强筋壮骨的药,骨刺会不会越长越大

根据之前的介绍,我们可以知道骨骼是由松质骨和密质骨组成的,而骨刺产生的本质就是由于骨质疏松导致的密质骨增生。研究发现,补益肝肾、强筋壮骨的中药主要作用部位是松质骨,通过一段时间的治疗,松质骨疏松的情况改善了,又可以承担起应有的重力了,一块骨头的力学分布恢复到正常了,骨刺自然不会继续长了。因此,吃了强筋壮骨的药不仅不会使骨刺越长越大,反而会使它延缓或停止生长。

109. 如何通过非药物手段减轻膝关节疼痛

非药物疗法适用于骨关节炎的任何时期,尤其骨关节炎的早期效果十分明显,主要包括以下几个方面:

(1)自我行为管理 适当的活动,少爬或不爬楼梯,避免长时间跑、跳、下蹲的动作,避免受累关节负担过重,必要时可以借助拐杖,还可以进行有氧锻炼(如游泳等)或关节功能训练等。

(2)物理疗法 包括冷疗、热疗、针灸、按摩、超声波、牵引等治疗手段,可以增加局部血液循环,促进炎症吸收,减轻炎症反应。

(3)使用矫形支具或矫形鞋垫 主要针对的是膝骨关节炎所导致的关节畸形,平衡各关节面的负荷。通过以上处理,可以有效的减轻膝关节疼痛。

110. 何种运动更适合骨性关节炎患者

1)平地散步。患者可在平坦的路上缓慢行走,注意要尽量

伸屈关节，缓抬轻放，步伐不可走的过大、过急，以免加重损伤。

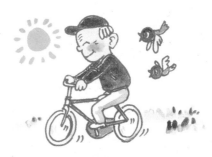

正确锻炼益处多

2）游泳池里行走。这是一种很好的有氧运动，在水里关节的负重会减轻，膝关节可以得到很大程度地屈伸，同时还能很好的锻炼心肺功能。水深以腰以上胸部以下为宜，以大步行走为主。

3）骑自行车。骑自行车时关节不会负重，对保持、恢复、锻炼关节功能能起到很好的作用。同时，还可以增加关节内软骨、肌肉韧带的代谢。但要注意调好座椅的高度，车座过高、过低对膝关节都有不良的影响，以两脚蹬在脚踏上、两腿能伸直或稍微弯曲为宜。

4）特定关节功能训练，需在医师指导下进行。

以上这些运动目的在于提高人体的下肢功能，还能锻炼心肺功能，促进体内新陈代谢，还可以促使体重减轻，对防治骨关节炎十分有益。

111. 膝骨关节炎手法治疗有效吗

答案是肯定的。膝骨关节炎发生时不仅关节内软骨磨损，同样的关节外面的"筋"也有劳损，这就是为何医生在检查时，在关节周围按下去到处都是疙疙瘩瘩的压痛点，这些压痛点恰恰就是筋伤的地方。

中医治疗膝关节骨性关节炎的手法，是遵守"筋束骨"和"骨正筋柔"的理念，通过调整关节软组织平衡的理筋方法，松解粘连。有报道证明,通过手法治疗可以明显缓解上下楼梯时的膝关节疼痛,并能有效的调整膝关节的内外侧软组织结构,恢复膝关节在行走活动中动态平衡。

112. 膝关节长了骨刺能通过锻炼"磨"掉吗

骨刺本身是由于关节的退变而引起,通俗的说骨刺就是骨头上多长出来凸出来的骨头,一旦长了骨刺是永远不会消失的,虽然适当的功能锻炼可以有助于减轻疼痛等症状,减缓关节的老化,但想通过大量的锻炼或者手法按摩把骨刺"磨"掉都是不切实际的想法,这样反而会因为关节劳累、摩擦和骨刺受到刺激等而引起疼痛。一般情况下的骨刺是膝骨关节炎伴随表现,不需要特殊处理,如果骨刺很大或者脱落引起关节内碎片,可以根据情况进行关节镜清理手术,但可能会复发。目前还没有明确的一种能缩小或去除骨刺的药物,因此通过锻炼"磨"掉骨刺,或者吃药消除骨刺都是不可行的、不科学的。

113. 患了膝骨关节炎,关节痛是不是因为骨刺"扎"的

膝骨关节炎患者的膝关节疼痛往往不是因为长了骨刺"扎"着痛,长骨刺只是机体老化的一种表现,当然也是膝骨关节炎最为常见一种病理表现。骨刺本身不会引起疼痛,长骨刺是否引起疼痛取决于关节滑膜有没有炎症,只有滑膜出现炎症才会产生疼痛。许多骨关节早期并没有发现明显的骨刺,但是滑膜炎症也会导致明显疼痛,骨刺的大小与疼痛没有直接关系,有的人骨刺大未必症状明显,而骨刺小的也可能痛得厉害。因此只要滑膜炎症被消除了,骨刺就算一直存在,也会没有明显的疼痛。

114. 中药熏洗是否对骨关节炎有益

中药熏洗是指选用一些具有活血止痛、舒筋活络和温热散寒作用的中草药,经过浸泡、煎煮、滤渣后,用药液熏洗患处而发挥治疗效果的一种疗法。它有简便易行、成本低、患者痛苦少的优点。

现代药理研究表明了,中药熏洗疗法具有扩血管、改善循环、促进代谢、消炎止痛和调节神经系统功能的作用,这些功效对骨关节炎都有良好的治疗和缓解作用。同时,应选择水温在 30～50℃,这个温度可以使血管扩张充血,皮肤毛孔开放。同时可起到以下作用:一是可以使药物有效成分通过皮肤进入人体,直达病所,起到治疗作用;二是皮肤微微汗出,使风寒湿邪随汗而出,还可以缓解疼痛和肌肉紧张,有助于关节功能恢复。

下面给大家推荐一个常用的中药洗方:鸡血藤 30 克、制南星 15 克、红花 30 克、伸筋草 30 克、五加皮 30 克、三棱 20 克、莪术 20 克、牛膝 30 克、木瓜 25 克、路路通 30 克、桑枝 30 克、桂枝 30 克。先用冷水浸泡 20～30 分钟,然后加热煮沸 30 分钟,然后倒入盆中,先用热气熏患处,待水温适合后再浸泡 20～30 分钟。每天 1～2 次,每剂熏洗 2 天,1 周为 1 个疗程。

115. 手指多关节痛怎么样区分是骨关节炎还是类风湿

虽然骨关节炎和类风湿都可出现手指多关节痛,伴有关节僵硬、肿胀,关节畸形改变,但是他们之间还是有明显区别的。类风湿性关节炎属于自身免疫性疾病,主要与遗传、感染、环境等因素有关,发病没有明显的年龄差异、民族差异,它主要症状是对称性、多发性关节疼痛,90%以上患者出现在手指近端指间关节,疾病早期就可以出现关节残废,且致残率非常高,除此之外,还可造成心、肺、肾等多器官和多系统的损伤。实验室检查类风湿因子阳性。相比之下,骨关节炎是一种软骨退行性变,与自身免疫无关,这是两者本质上的区别,它主要与遗传、年龄、肥胖、体力劳动、外伤等因素有关,多发生于中年以后,女性多于男性。它的关节痛多发在负重大、活动多的关节,如膝、手、髋、脊柱等,多为一侧发病,手部多发生在远端之间关节,且左右不对称,关节畸形也多发生在疾病后期,致残率相比类风湿较低,本病一般并不引起其他器官及系统的损害。实验室检查类风湿因子阴性。

116. 骨性关节炎会使关节变形吗

骨性关节炎的病理改变主要是关节软骨的退行改变、软骨下骨硬化或囊变、关节滑膜炎、关节边缘骨赘形成、关节周围肌肉萎缩无力等。临床表现除了关节疼痛和活动受限贯穿疾病始终外,在疾病后期可有关节畸形改变,如常见膝内翻或外翻畸形、踇外翻畸形,甚至出现关节病残,严重影响患者的生活质量。关节畸形的主要原因是滑膜细胞分泌并向关节腔内释放炎性物质和水解酶类,对关节软骨、软骨下骨、韧带等造成破坏,使软骨退变、软骨下骨板塌陷和骨质增生。这样,导致关节正常的结构和功能遭到破坏,出现关节畸形、活动障碍。

117. 膝盖肿胀下蹲困难是怎么回事

膝关节是人体最大的关节,结构也最复杂,膝关节有丰富的滑膜,滑膜不断分泌滑液,以润滑关节并减少关节活动时摩擦。当关节受到细菌感染或者受到刺激发生无菌性的炎症时,炎症因子刺激导致滑膜血管通透性增高,滑膜大量分泌关节液进入关节腔,而滑液重吸收减少导致关节腔积液也来越多而引起关节肿胀,关节大量的积液渗出使得原本成负压状态的关节腔内压力增高,这时自我感觉关节酸胀不适,当下蹲时关节压力更大,胀痛明显,患者害怕下蹲,因下蹲时出现下蹲困难或者下蹲后关节胀痛难忍。当关节腔随着滑液的增多,压力越来越大时,会促使关节液重吸收入血管,当关节液分泌和吸收达到平衡时关节不再继续肿胀,随着炎症慢慢消退,积液重吸收,肿胀慢慢消退。当积液吸收较为困难时可以采取关节穿刺抽液的办法将多余的关节液抽出来进行适当的加压包扎,无菌性的炎症可以根据情况在关节腔内注入适量激素抑制炎症,促进积液吸收。

118. 活动中关节发出声音正常吗

一般情况下关节活动时不会发出明显声音,关节面的软骨及关节腔滑液保证了关节活动时能够足够的润滑,就像机器中轴承在机油中能够柔和、顺滑的转动,当关节软骨因为各种原因出现退变、缺损,表面不再光滑,或者如半月板等结构发生破裂时,关节活动时阻力增大,活动时关节面因为不光滑会出现摩擦,甚至发出咔嚓的响声,一般情况下我们很难明显听到,但是当我们用手扪在关节部位,关节活动时可以感觉到如手指搓动头发一样的涩滞感(俗称"关节摩擦感")。

119. 骨性关节炎和风湿、类风湿性关节炎有什么不同

骨性关节炎是关节的一种慢性疾病,多见于中老年人,中医认为与肝肾亏损、气血不足及慢性劳损有关。据流行病学调查,

年龄越高,发病率越高,60岁以上人中,有50%患有骨关节炎,女性多于男性。

类风湿性关节炎最早的症状是关节疼痛,呈典型的"休息痛"与"晨僵",表现为关节处于一个位置过久或者早晨起床时感到关节疼痛与僵硬,稍作活动后疼痛减轻,活动过多因关节摩擦又产生疼痛。骨关节炎的这种僵硬现象维持时间多在数分钟以内,而类风湿关节炎的晨僵多在30分钟以上。类风湿关节炎多发生在小关节,骨关节炎常以膝关节多见,类风湿关节炎病变的关节多为多关节发病,成对称性;骨关节炎一般以一侧为主,X线骨关节炎关节边缘常出现骨赘,软骨下有硬化和囊腔,有时可见游离体,类风湿关节炎早期无明显改变或仅有因关节肿胀引起的关节间隙增大,晚期可出现关节破坏畸形,实验室检查显示类风湿因子升高。

其他常见问题篇

120. 什么叫"关节鼠"及其对身体有何影响

"关节鼠"就是俗称的关节内游离体，是由于外伤或某些特殊的关节病变，造成关节软骨等组织脱落，脱落的碎片并留于关节内所致，随着关节活动游离体可以在关节腔内来回活动，像老鼠在关节里跑，故关节内游离体也被称为"关节鼠"。"关节鼠"以发生于膝关节最多见，"关节鼠"随着膝关节的活动，会不断地改变位置引起关节活动时摩擦增强，且会反复出现膝关节在某个位置突然卡住不能活动，伴有不同程度的疼痛与肿胀，当改变体位出现弹响后症状消失。

121. 为什么从不打网球的人也会有"网球肘"

"网球肘"医学上称为肱骨外上髁炎，因为打网球的人特别容易得这个病，所以俗称"网球肘"。虽然不打网球，但是由于反复重复性的动作（如端较重的东西、提拉重物、抱孩子等动作）经常使用到伸腕肌群，久而久之便会使附着于肱骨外上髁（手掌心向前时肘部的外侧）的伸腕肌腱的止点慢性劳损，出现肘部疼痛、肿胀、活动受限等症状。进一步检查可以发现，按压痛处有结节，做"提壶倒水"的动作时疼痛加重，甚至无法完成这一动作。网球肘在中医认为属于筋伤的范畴，治疗上也应该以理筋为主。

122. 为什么许多老年人会产生足跟痛

可能存在三方面因素：①大多数足跟痛者是由于老年骨质疏松容易在跟骨这类负重大的松质骨处长出骨刺，且长出来的骨刺比较硬，走路的时候刺激局部软组织而产生的疼痛；②由于长期负重行走,足跟部脂肪垫萎缩,疼痛多偏向内侧;③由于足部软组织的一些无菌性炎症,如跖筋膜炎、足跟滑囊炎等。一般来说,跖筋膜炎疼痛偏外侧,走路多了才会连着整个足跟一起痛,而足跟滑囊炎疼痛偏向内侧下方。就诊时医生会根据不同的情况给予不同的治疗方案。

123. 肩周炎仅靠吃药就能好吗

众所周知,肩周炎可以在一定时间内自然痊愈,但是,如果肩周炎经久不愈或发作时疼痛较为剧烈且肩关节活动明显受限制,就会给患者带来极大的痛苦。很多患者会因为疼痛而减少肩关节的活动甚至不活动,只选择吃一些消炎止痛药,敷一些外用膏药或是理疗,认为这样就可以痊愈。虽然大部分患者都会有明显的疼痛减轻,但肩关节活动障碍仍然存在,这说明吃药只能是辅助治疗,起到减轻症状的作用,若想从根本上解决关节活动障碍,必须进行功能锻炼,使粘连的肌肉拉开,恢复肩关节

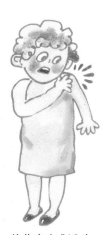

关节疼痛难活动,
仅靠吃药行不通

的活动。所以,建议肩周炎患者,以锻炼肩关节为主,可以配合一些理疗、推拿等手法,尽早恢复肩关节正常功能。

124. 如何通过自我锻炼治疗肩周炎

肩周炎的治疗重点在于自我锻炼,找到适当的锻炼方法并坚持下去,才会起到事倍功半的效果,这里介绍两种常见的锻炼方法:

（1）爬墙运动　首先面对墙壁,距离墙面20厘米左右,手沿墙壁慢慢向上爬,在可以承受住的疼痛范围内,尽量使手臂高举到最大程度,可做一标记,然后再回到原处,每天反复数次;同样侧身站立,手指沿墙壁向上爬,手臂尽量高举到最大程度,然后再回到原处,每天坚持反复数次。

（2）体后拉手　双手向后,肘部弯曲呈直角,由健侧手拉住患侧前臂,使其向内运动至极限位,并保持一段时间后,再反复进行数次。

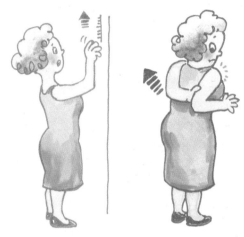

坚持锻炼不可少!

125. 腱鞘炎是如何产生的

腱鞘炎的产生主要是因为反复运动、用力过度、局部受冷所造成的,如经常用手搓洗衣物、缝补衣服、抱孩子、织毛衣或长期打电脑、玩手机等,这些动作会反复频繁地屈伸手指,特别是拇指与手掌连接的掌指关节,久而久之,肌腱与其周围的腱鞘反复摩擦,就会造成一定磨损,引起肿胀、疼痛等炎症反应。

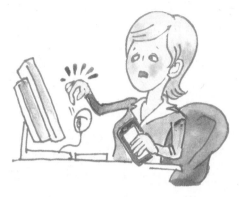

预防腱鞘炎,避免过度劳累

126. 哪些疾病会引起骨关节夜间疼痛加剧

一般会引起骨关节夜间疼痛加剧的常见疾病有肩周炎、痛风性关节炎,但更重要的是排除如骨肿瘤、骨结核、其他肿瘤的骨转移可能,以免错过最佳的治疗时机。

127. 运动时突然腿抽筋该怎么办

应当提醒大家的是,在寒冷环境下运动、长时间的剧烈运动后、在高温季节运动大量出汗时和疲劳状态下运动都容易引起抽筋,最易发生抽筋的部位是在小腿和足底。当出现这种情况时,可以拍打、揉搓或反方向牵拉痉挛的肌肉,多数都可以缓解。应当注意力度大小均匀、频率适中,不可用暴力。此外还可在痉挛肌肉的周围进行按摩,如轻轻敲打、揉捏等,同时还要注意保暖。预防抽筋首先要加强身体锻炼,提高机体的耐受力,其次是运动前必须认真做好热身活动,运动过程中注意水和电解质的补充。另外，避免疲劳和饥饿时剧烈运动。最后，运动结束后要适当放松。

128. 素食主义者对骨骼的生长发育有影响吗

这样的饮食结构对骨的新陈代谢会有一定影响。因为骨代谢过程中需要矿物质，如钙、磷和胶原等原料，两者以一定比例混合才能保证骨骼的正常生长发育。大部分的胶原成分存在于肉类当中，如猪皮等。如果长期缺乏此类物质的摄入，必然会直接影响骨骼的健康。因此，即使是素食主义者也建议最好能够每日吃一个鸡蛋，另外再补充适量含有维生素 D 的钙片，以保证骨代谢基本的原料供给。

129. "鼠标手"是怎样发生的

"鼠标手"是一种通俗的叫法，因为此症多见于鼠标使用过多的人，医学上它又被称为"腕管综合征"。它指的是在腕管处进入手部的正中神经和血管受到压迫而产生的症状，主要会导致拇指、示指（食指）和中指麻木疼痛、僵硬，肌肉无力。在正常情况下，手腕部活动是不会影响正中神经和血管的。但经常操作电脑的人，使用键盘和鼠标时手腕处于背屈，不能自然伸展，这样腕部长时间处于紧张状态，腕管中的正中神经长期受压迫，会影响神经的传导，手指就会出现刺痛、麻木和肌肉无力的症状，甚至关节活动时还会发出响声，这些都是"鼠标手"的典型表现。如果继续进展下去，还可能出现疼痛逐渐向肩膀部位蔓延，极大程度的影响生活质量，甚至连一些最简单的动作，如穿针引线、拨电话等，都会觉得十分困难。病情再进一步加重，"鼠标手"的症状会逐渐发展为一系列的颈、肩、腕综合征。因此，我们必须尽量减少使用鼠标的时间,适当休息、放松,以避免"鼠标手"的发生。

130. 腱鞘炎的好发部位和防治方法

腱鞘炎好发于腕部的桡骨茎突、手指掌面屈指肌腱和足底的屈趾肌腱等,故在腕部桡侧、手指的掌指关节、足跖趾关节处有压痛点。

腱鞘炎的发生与工作姿势不正确、关节过度劳损、长期在低温环境下工作有关。从治疗的角度上来说,首选的就是推拿手法,运用手法把损伤打结的筋揉开、理顺,并刺激局部改善血液循环,腱鞘里面分泌的润滑液多了,腱鞘在伸缩时也就滑溜了。其次,还可以根据具体病情选择针灸、封闭、小针刀等治疗。

131. 老百姓平常说的"麻筋"指的是什么

我们平常说的"麻筋"指的是尺神经,当我们肘关节支撑在桌子上时,内侧受压迫或突然受到碰触撞击时,手臂会突然出现触电式的麻木,从前臂内侧一直延伸到小指,这是因为肘关节内侧尺神经沟内的尺神经受到刺激后异常放电引起,有时我们用大拇指弹拨肘关节内侧尺神经沟内的条索也可以引起,这就是我们俗称的"麻筋"。发生肘管综合征后会引起尺神经受压和损伤,尺神经损伤后会出现环指(无名指)、小拇指的感觉障碍、背伸运动障碍,出现环指、小指屈向掌侧而其他手指活动正常的"爪型手"。

132. 打软腿是怎么回事

打软腿是指在正常走路或在上下楼梯过程中,突然感觉膝关节没有力道、小腿发软，想跪下去的感觉，甚至摔倒。常见原因包括：

（1）半月板损伤　是最常见的一种损伤，在下肢过度负重时或膝关节突然过度内旋或外旋时，就可能引起半月板撕裂，常见于一些运动员。半月板损伤除了打软腿外，还常伴有关节疼痛、活动功能障碍及活动时关节内发出弹响声等。

（2）膝关节韧带损伤　膝关节在半屈曲时稳定性相对较差，这时若突然有外力撞击或关节突然扭转，有可能会引起膝关节内韧带损伤，造成膝关节结构不稳定。膝关节韧带损伤出现打软腿的次数比较多，常有错动的感觉。

（3）髌骨软化症　多发生在年轻人的软骨病变。由于髌骨软骨面变得凹凸不平，或伴有先天性的髌骨脱位，容易造成软骨过早退化、缺损，出现膝关节打软症状。

（4）膝关节退行性改变　膝关节骨性关节炎多见于中老年人，在X线片上可以看到关节面发白且毛糙，病理上可见骨头表面的滑膜由于长期磨损而发生炎症，它释放的炎症因子在关节间隙内，当这些炎性因子刺激膝盖周围肌肉时会突发痉挛，导致关节发软。但一般来说，这种情况在临床较少见。

133. 长期穿尖头皮鞋为何容易导致跗外翻以及如何预防和治疗

长期穿尖头皮鞋可以使脚部的第一楔骨和第一跖骨承受过重压力而向内移位，引起足弓的塌陷。足大跗趾也因受肌肉的牵拉而旋向外移位。第二脚趾因受跗趾挤压而形成畸形的锥状趾或悬垂趾。时间久了，受累关节可形成半脱位，在老年人常可见已形成的骨性关节炎。另外，跗外翻畸形后常与鞋帮摩擦易形成跗囊炎，大跗指的部位疼痛逐渐加重，步行困难。

中医骨伤科疾病

早期预防对本病非常有意义，如说选择穿宽松合适的、鞋底厚且软的鞋子。对于已形成外翻但畸形并不严重有足弓下陷者，自己可以经常做一些简单的足部按摩，对于有关节增生或踇囊炎的，可适当休息加上局部热敷、理疗。还可选择一些适合锻炼足部肌力的运动方法，如原地踮脚尖等。另外，还可用中药熏洗，同时内服一些活血祛瘀、舒筋活络的中药。虽然局部封闭可以消退炎症，但不建议遇见疼痛就使用封闭疗法，它虽能起到缓解症状，但不能从根本上解决问题。最后强调一下，对于踇外翻畸形严重而症状明显时，可以使用手术矫正。

134. 哪些人容易得痛风病

痛风的外在表现十分典型，起病急，而且多发生在晚上，患者常因突然疼痛而惊醒。发作时关节处红肿热痛，痛不可触，疼痛在 2～3 天内达到高峰，呈"刀割样""咬噬样"或"烧灼样"剧烈疼痛，患者难以忍受。大多数患者发生在足跖趾关节，但可见有个别患者发生于踝、膝、指、腕、肘关节等。

随着社会发展和人们生活水平不断提高，痛风的发病患者数逐年上升。那么哪些人是痛风"青睐"的对象呢？首先，有痛风家族病史的人，要格外注意。据报道痛风患者中5.6％～13.6％有家族史，可见痛风具有一定的遗传性倾向。从现代医学角度看，这可能与遗传基因缺陷有关，体内嘌呤代谢过程紊乱，尿酸的生成大于排泄，导致痛风的发病。中医认为这可能与先天禀赋不足，脏腑功能失调，湿热痰浊内生，流注关节，痹阻经脉有关。其次是有不良饮食习惯的人，如暴饮暴食，尤其是长期大量饮酒、摄入过多富含高嘌呤的鱼、虾、肉等食物，以及过度肥胖的人，都容易引发高尿酸血症及痛风的发生。中医认为这是由于后天失于调摄，致使脾胃受损，运化失职，湿热内生，流于关节所致，正如中医所说的"膏粱厚味,足生大疔"。

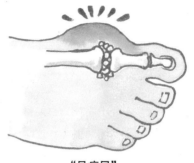

"足痛风"

痛风在年龄和性别方面有明显的偏向,40～50 岁是痛风发病率较高的阶段,男性比女性更容易发生痛风,所以男人处于这个年龄阶段时,要特别注意预防痛风。另外,一些药物的影响,如利尿药、β 内酰胺类抗生素、阿司匹林等可干扰尿酸的排泄,导致高尿酸血症、痛风的发生。对以上知识了解后,尽力避免可能导致痛风的因素,从而避免痛风的发生。

135. 中医如何治疗痛风? 可以根治吗

中医认为痛风发生的机制主要在于脾肾亏虚,运化失职,湿热内生,注于关节,痹阻经脉,发为痛风。由于中医讲究整体观念、辨证论治的方法,对于痛风症状缓解、降低尿酸和巩固疗效有明显优势。患者可以平时食用一些中医食疗方,如防风薏米粥、桃仁粥等,对痛风的预防和治疗起到一定的作用,或者服用一些稳定降尿酸和对肾脏损伤小的具有双重保护功能的中成药,如四妙散加金匮肾气丸。

以上介绍了这么多中医治疗方法,加上大家熟知的现代医学的一些降尿酸的治疗方法,如服用降尿酸药物秋水仙碱、苯溴马隆等。

患者肯定会问痛风能根治吗？就目前医疗水平来说，答案是否定的。所有的治疗方法都是在控制痛风的发作，而不能彻底治愈。它是一种慢性疾病，需要耐心长期服药治疗，才能取得良好的治疗效果，不可服用药物一段时间之后，因为痛风不再发作就选择停止服药，那么尿酸会在不久之后再度升高，痛风也会再次发作。因此为了预防痛风的发作，即使在缓解期没有疼痛时，也要注意坚持服药。同时，平时也应留心观察病情，一旦痛风发作且症状较重应立即送往医院接受治疗。

136. 痛风患者怎样进行自我护理

痛风是一种慢性代谢性疾病，需要长期耐心的治疗和调护。患者正确的自我护理对降低痛风的复发有十分重要的作用，应给予高度重视。

首先，痛风患者要严格注意饮食控制。这是因为肥胖和饮食习惯与痛风的发作有非常重要的关系，只要有效控制饮食，这样便可以在一定程度上防止痛风的发作。患者应该做到不吸烟、不喝酒、不吃鱼虾等海产品，少吃肥肉，还有菌菇类、豆制品类也不宜吃，如果体重过度肥胖的患者，应适当做一些有助减肥的有氧运动，如慢跑、竞走等。同时，要多喝水，多吃新鲜的蔬菜水果，适量补充一些蛋白类食物，如鸡蛋、牛奶等。

其次，适当的体育锻炼如游泳、慢跑、登山等能够增强身体的抵抗力，一定要注意劳逸结合，避免过度疲劳。熬夜或其他重体力劳动也尽量少做。

最后，精神调摄对痛风病也很重要，保持情绪平和、心情舒畅、乐观向上，积极配合医生治疗，避免情绪激动、焦虑不安、急躁易怒等不良情绪。

137. 痛风不痛了还需要治疗吗

必须明确一点，痛风是一种代谢障碍性疾病，就目前的医疗水平还不能完全达到根治。很多患者在缓解期时症状不是很明显，或者没有感到疼痛，就常常忽视这个阶段的治疗。这样的做法是不正确的。一旦确诊得了痛风，就要严格控制饮食，做好长期服药的打算，即使在慢性缓解期，虽然没有明显症状也需要注意低嘌呤饮食，控制尿酸水平。痛风不痛时，人体内的尿酸水平可能还处于比较高的水平，就像糖尿病一样，虽然没有明显的外在表现，但体内的血糖仍然很高，而且长期高尿酸对肾脏功能有很大的损害，比如肾结石、尿酸性肾病，甚至导致肾衰竭等严重后果。因此，患者要重视控制好尿酸水平，防止痛风复发及痛风引起的脏器组织损伤。

138. 为什么吃了痛风药后感觉更痛了

首先明确，痛风急性期的治疗和缓解期的治疗是不同的。当痛风急性发作时需要尽快控制住炎症引起的疼痛，缓解患者的痛苦，这时需要使用非甾体抗炎药或者秋水仙碱控制症状，待症状缓解后才开始小剂量使用别嘌呤醇和苯溴马隆等降尿酸药降低尿酸水平。如果痛风急性期大量使用降尿酸药，使尿酸降低的速度太快，促使沉积在关节韧带滑膜的尿酸结晶重新溶解速度过快，可引起炎症和关节疼痛加重。所以痛风的治疗需要按阶段和遵医嘱服药。

139. 如何早期发现痛风

首先，患有肥胖症、高血压病、高脂血症、冠状动脉心脏疾病、动脉硬化症、糖尿病或甲亢等疾病的患者是痛风发病的高危人群，尤其有痛风家族史的，由于该类人群体内特殊的内环境，可能存在先天性嘌呤代谢紊乱，应当警惕痛风的发生，平时应注意饮食，少吃一些高嘌呤食物，多摄取一些新鲜水果蔬菜，建议可以定期到医院检查血尿酸，一旦发现尿酸有升高趋势，及时加以控制，可以防止痛风发生。其次，一些疾病、药物等可引起尿酸代谢异常，在体内堆积，形成高尿酸血

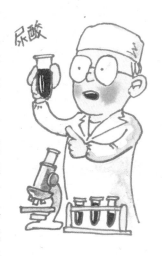

症，这时应当警惕可能发生痛风，同时可以服用一些促尿酸排泄药或抑制尿酸生成药。不论何种原因，一旦发现有高尿酸血症或关节痛等，请及时到医院就医，也可以早期预防和发现痛风。

140. 什么是痛风石

痛风石是痛风特有的临床表现，主要原因是体内产生尿酸过多或肾脏排泄尿酸减少，导致血尿酸增高，尿酸与体内钠盐等结合形成尿酸盐结晶，然后沉积于除神经系统以外的几乎所有组织，但以关节软骨周围组织多见（如耳郭、尺骨鹰嘴、肌腱等），最后形成痛风石。它是疾病病程进入慢性的标志。

141. 晨僵是怎么回事

很多人发现自己早晨起来或静止一段时间后关节出现活动不灵、发紧、僵硬的感觉，甚至有的严重时可有全身关节僵硬感，

经活动一段时间后症状可减轻或消失。这就是医学上所讲的"晨僵"。那么，出现晨僵的原因是什么呢？这是因为在睡觉或关节活动减少时，关节内会有炎症物质渗出，刺激关节周围的肌肉组织，导致关节肿痛或僵硬，但随着肌肉活动收缩，炎症物质被慢慢吸收，晨僵症状逐渐缓解。晨僵是类风湿关节炎的主要症状之一，但是并不是特有的，如骨性关节炎、硬皮病、系统性红斑狼疮等都可以出现晨僵现象，所以不能单见晨僵就认为是类风湿关节炎，应该做风湿、类风湿系列的专科检查。

142. 类风湿性关节炎吃什么对身体好

一般情况下，应选择易消化的食物，口味宜清淡，少吃一些高盐、辛辣、油腻、生冷的食物。多摄取含钙食物，如脱脂牛奶、豆腐等食品，多吃开胃的食物如木瓜、薏仁等，尤其薏仁具有祛风除湿的作用，绿豆薏仁粥是很好的选择。尽可能地减少脂肪的摄取，以糖类和蛋白质为主，供应机体所需能量。若体质偏热性，应多吃绿豆、西瓜等食物；若偏寒性，则应吃羊肉等，不过摄取量不宜过多。很多风湿患者常服用一些像阿司匹林的消炎镇痛药，一定要在饭后才能服药，因为此药容易对胃造成伤害，并且容易造成缺铁性贫血。同时，类风湿患者还应适当补足维生素和微量矿物质，以增强机体免疫力。

143. 半月板损伤怎么办

半月板损伤在膝部损伤中十分常见，多见于青壮年男性。一旦查出有半月板损伤的毛病，就应当制动休息，减少患肢运动，避免膝关节骤然的扭转、屈伸动作，必要时可用石膏或膝关节固定器固定膝关节功能位3周。对于半月板损伤较轻的患者，多采取保守治疗,以中医治疗为主,中药治疗在不同时期治法亦不同:初期需活血祛瘀、消肿止痛,可服用舒筋活血汤;中期及慢性损伤者需养血活血、舒筋活络,可服用壮筋养血汤;后期需温经通络、补肾壮筋,可服用补肾壮筋汤。因为半月板在膝关节进行正常活动中占举足轻重的作用,所以当半月板损伤较重、日久不见好转时,应考虑手术治疗。根据损伤的不同情况选择半月板修复、部分切除或全切。在膝关节固定中或手术后,应多锻炼大腿前部的肌肉舒缩功能,促进关节积液的吸收,有助于康复。在解除固定后,还应多加强练习膝关节的屈伸功能和短距离的步行练习。

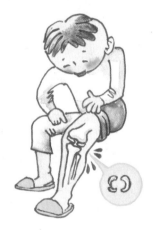

半月板损伤须重视

144. 应该如何预防半月板损伤

1) 尽量避免膝关节活动过度:当膝关节在半屈曲位时,半月板是退向后方的,如果在这时突然做过度内旋或外旋动作,过度挤压半月板,很容易造成半月板损伤及撕裂。常见于运动员、矿工、搬运工等。

2）避免长期做蹲、跪工作：长期做下蹲或跪着的姿势，使半月板长期受关节面的研磨挤压，加快半月板的退化，发生半月板慢性损伤。

3）在运动开始前要充分做好热身活动，使膝关节周围的韧带肌肉充分活动开。平时也要加强大腿肌肉的锻炼，加强大腿前部的肌肉力量，力量加强了，不仅增加膝关节的稳定性，而且使落在膝关节的负担量相应减少了。

145. 股骨头坏死有哪些症状和体征

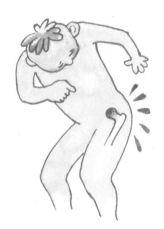

警惕髋关节疼痛

股骨头坏死是股骨头缺血性坏死、股骨头无菌性坏死的简称，是指股骨头的血流量由于各种原因导致受阻，股骨头由于缺少营养供给而坏死。

主要症状：

（1）患侧髋关节疼痛　多为酸痛不适或隐形钝痛，疼痛呈间歇性或持续性，当急性发作时疼痛加剧，疼痛位于腹股沟，当站立或走路时间久后疼痛会加重。

（2）患侧髋关节活动障碍、畸形　髋关节屈伸、外展、外旋功能显著障碍，肢体短缩畸形和半脱位。

（3）跛行　这是因为髋关节疼痛、股骨头坏死塌陷或髋关节半脱位所导致的。

（4）体检表现　患者髋关节局部压痛，4字试验阳性，屈曲挛缩试验阳性，承重机能试验阳性。

（5）X线表现　股骨头小梁细小或中断，股骨头囊肿、硬化、扁平或塌陷。

146. 易诱发股骨头坏死的常见因素有哪些

容易诱发股骨头坏死的因素有很多，下面为大家介绍几组常见的原因：

（1）外伤　在股骨头坏死的病因中占有较大比例，如股骨颈骨折、髋关节脱位、髋关节扭挫伤等，股骨头局部血运破坏程度和新生血管的代偿能力决定股骨头缺血坏死是否发生。

（2）服用激素类药物　如哮喘、气管炎、皮肤病、糖尿病、类风湿关节炎、颈肩腰腿痛等患者，长期服用激素类药物且大剂量使用，也是股骨头坏死的常见原因之一。

（3）酗酒　长期大量饮酒造成酒精在体内的蓄积，血脂增高，血黏度增大，血流缓慢，血管堵塞不通，最终导致股骨头的血液供应障碍，发生缺血性坏死。

（4）慢性劳损　可致肝肾亏虚、气血不足，肾虚不能主骨生髓，肝虚不能主筋藏血，筋骨失去气血濡养、温煦。

（5）长期接触放射线　偶尔接触一次放射线是不会对身体产生危害的，但是长期接触放射线或放射治疗，可对人体的造血系统造成伤害，间接导致了股骨头坏死的发生。

（6）减压病　这种病在潜水员和飞行员中常见。因为在气压或水压比较高的情况下，溶解在组织和血液中的氮增加，当环境压力下降时，过量已溶解的氮逐渐通过肺排出，但是当压力过快下降，氮气排出太晚，可形成气体栓子在体内释放出来，若栓塞在血管，可引起血液流动受阻，股骨头的血运变差，发生缺血性坏死。

（7）其他因素　糖尿病、高血压病、骨质疏松症、动脉硬化症、骨结核、肥胖症，也可造成股骨头坏死。

147. 如何通过食疗方法强健筋骨

随着生活水平的提高，人们也越来越注重自身健康水平的提高，希望通过养生食补到达强身健体，提高免疫力，预防疾病的目的。如何有针对性地选择一些有强筋健骨作用的食物呢？下面介绍一些日常生活中常见的食材：①含钙量丰富的食物，如脆骨、虾皮、木耳、海带、芝麻、核桃仁等；②含高蛋白质的食物，如鸡蛋、牛奶、瘦肉、鱼、豆类豆制品等；③富含维生素的果蔬，如油菜、胡萝卜、青椒、西红柿、西兰花、茄子、莴苣、蘑菇、黄瓜、西芹、苹果、香蕉、猕猴桃、橘子、桑葚等。

最后，为大家推荐两种食疗方：①山药排骨汤：怀山药 30克，排骨 500 克，再加入姜、盐、酒少许调味，炖熟，即可享用；②海带豆腐汤：海带 100 克，嫩豆腐 200 克，加葱、姜、盐，加水烧汤。

148. 足跟痛的常见病因有哪些

足跟痛俗称脚跟痛，是临床中较为常见的症状，很多疾病都可出现足跟痛，这就需要仔细辨别了。下面，为大家介绍几种能引起足跟痛且比较常见的疾病，以便患者可以简单的自我判断。

（1）跟骨骨刺　是引起足跟痛最常见的原因，多见于老年人，女性多于男性。通过拍摄 X 线片，可以发现跟骨结节处有大小不一的骨刺形成。很多人以为疼痛可能是因为骨刺"扎"的，其实这不是疼痛的直接原因，真正的原因是骨刺与周围局部组织互相摩擦刺激，产生一种无菌性的炎症，从而导致疼痛。

（2）足底脂肪垫萎缩　老年人肝肾亏虚、气血不足，筋肉失去濡养，足底脂肪垫逐渐萎缩，导致脂肪垫缓冲压力、防止摩擦的作用减弱,足底局部容易因摩擦、劳损而疼痛。

(3)足底跖腱膜炎　发患者群多样,可见于男性与女性,与年龄关系不大。主要与长时间行走、负荷过度等有很大关系,引起跖腱膜劳损,进而导致局部无菌性炎症产生。

(4)痛风　是中老年人易患的一种代谢性疾病,但随着生活水平提高,体型肥胖的年轻男性也是发病的高危人群,本病的主要原因是体内尿酸代谢紊乱,血清尿酸代谢超过正常,尿酸

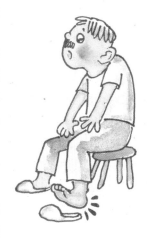

足跟疼痛病因多

沉积在指、趾等关节处,引起局部疼痛、肿胀等症状。该病也可表现为足跟痛,且局部皮肤红肿热痛,尤其疼痛在夜间加重。

(5)跟骨结核或肿瘤　跟骨结核常伴有肺部或其他部位的结核,同时有午后发热、多汗、夜间盗汗、身体虚弱等症状。一般通过拍片可发现结核病灶或肿瘤。

(6)跟骨骨骺骨软骨病　本病好发于爱好运动的 8～14 岁少年。这里需提醒家长们,当发现孩子足跟痛时尤其要注意了,及时就医,预防本病的发生。

149. 什么是强直性脊柱炎

强直性脊柱炎是发生在骶髂关节和脊柱附着点的慢性自身炎症性疾病,一般有家族遗传史,可伴发一些除关节外的病变,如眼睛虹膜炎、主动脉弓炎等,病情严重时可发生关节强直和脊柱畸形。骶髂关节是本病最早累及的部位,其后病变逐渐向上发展导致脊柱强直成"竹节样"改变。

强直性脊柱炎起病隐匿，以青年男性多见，早期常出现下腰背痛伴晨僵、骶髂关节痛，也可表现为单侧或双侧的臀部、腹股沟处酸痛，甚至疼痛向下肢放射，晚上休息或长时间坐着后症状可加重，活动后又疼痛减轻。到疾病晚期，腰部活动明显受限或出现驼背等脊柱畸形。强直性脊柱炎实验室检查中可见类风湿因子、自身免疫抗体等一般无明显异常，90% 左右的患者HLA‐B27阳性，提示其与家族遗传相关，放射学骶髂关节炎是诊断的关键，早期 MRI 对发现早期骶髂病变有很大的优势，此病尚无法根治，一旦确诊强直性脊柱炎应当规律坚持用药，以减轻病变进一步发展。

150. 什么是胫骨结节骨骺炎以及为何多发于青少年

胫骨结节骨骺炎是一种在发育阶段中，由于运动牵拉、骨骺撕脱等原因引起输送养分给骨骺的血管发生异常，而使一部分骨骺坏死导致局部骨化失常的疾病。

本病多见于 10～15 岁且喜爱剧烈运动的男孩子，常见发生于一侧，但也可见两侧均发生。这是因为青少年的胫骨结节还没有完全与胫骨融合，而大腿前侧的肌肉相对发育较快，当剧烈运动时肌肉强力收缩容易使胫骨结节撕脱，使局部的血液循环变差，导致胫骨结节发生缺血性坏死。患者主要症状为膝关节疼痛，尤其在走路、奔跑、蹦跳时，疼痛感觉加剧。一般在胫骨结节处可看到明显凸起，在髌韧带附着处有明显压痛，抗阻力伸膝时疼痛加剧。疼痛一般可持续数月或数年，直到骨骺完全骨化后可消失。之后会遗留一个无症状的凸起，或在髌韧带处有小骨片。一般情况下，在减少运动、制动休息后都可逐渐痊愈，疼痛明显的可外用一些中药膏药。

参 考 文 献

[1] 王承德,沈丕安,胡荫奇.实用中医风湿病学[M].2 版.北京：人民卫生出版社,2009.

[2] 王和鸣.中医伤科学[M].北京：中国中医药出版社,2002.

[3] 钟俊,彭昊,李皓桓.骨科康复技巧[M].北京：人民军医出版社,2013.

[4] 中华医学会.临床诊疗指南—骨科分册[M].北京：人民卫生出版社,2009.

[5] 胥少汀,葛宝丰,徐印坎.实用骨科学[M].4 版.北京：人民军医出版社,2012.

[6] 任蔚虹,王惠琴.临床骨科护理学[M].北京：中国医药科技出版社,2007.

[7] 周忠民.中西医结合骨伤科学[M].北京：高等教育出版社,2005.

[8] 张材江,彭力平.现代中西医结合实用骨伤科手册[M].长沙：湖南科学技术出版社,2003.